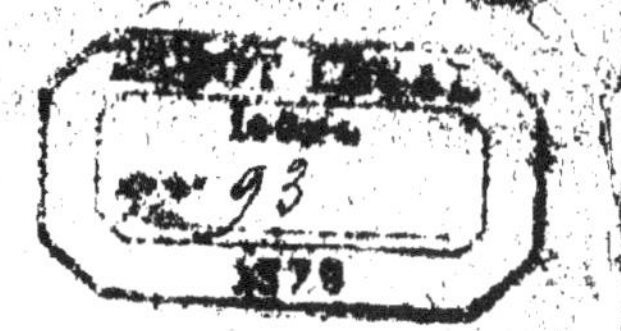

ÉTUDES

Historiques et Économiques

SUR LES

INSTITUTIONS MÉDICALES

DANS LEURS RAPPORTS AVEC

LES RELIGIONS, LES CIVILISATIONS, LES MŒURS ET LES LOIS

PAR

Le Dr LA BONNARDIÈRE

MEMBRE DE PLUSIEURS SOCIÉTÉS MÉDICALES, SAVANTES ET LITTÉRAIRES
DE L'ASSOCIATION ET DES CONGRÈS SCIENTIFIQUES DE FRANCE
DE L'ACADÉMIE DELPHINALE
ETC.

Nous ne possédons une science que quand nous en connaissons l'histoire. On peut obtenir certains résultats, mais tant que nous n'aurons pas jeté un regard en arrière, reconnu toutes les erreurs que l'esprit humain a pu commettre, tant que nous ne savons pas quels sont les pas qui ont été faits antérieurement dans la voie que nous suivons, nous ne pouvons nous-mêmes marcher en avant.

M. Ed. Laboulaye : *2e rapport sur la loi de l'enseignement supérieur. (1875.)*

GRENOBLE

BARATIER ET DARDELET, IMPRIMEURS LIBRAIRES.

1879

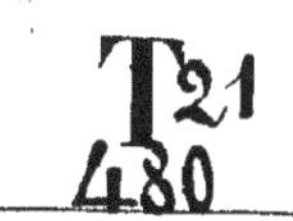

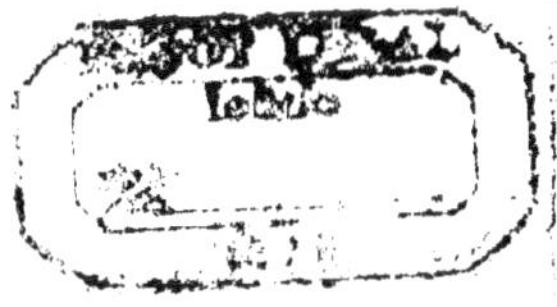

ÉTUDES

Historiques et Economiques

SUR LES

INSTITUTIONS MÉDICALES

DANS LEURS RAPPORTS AVEC

LES RELIGIONS, LES CIVILISATIONS, LES MŒURS ET LES LOIS

PAR

LE Dr LA BONNARDIÈRE

MEMBRE DE PLUSIEURS SOCIÉTÉS MÉDICALES, SAVANTES ET LITTÉRAIRES
DE L'ASSOCIATION ET DES CONGRÈS SCIENTIFIQUES DE FRANCE
DE L'ACADÉMIE DELPHINALE
ETC.

Nous ne possédons une science que quand nous en connaissons l'histoire. On peut obtenir certains résultats, mais tant que nous n'aurons pas jeté un regard en arrière, reconnu toutes les erreurs que l'esprit humain a pu commettre, tant que nous ne savons pas quels sont les pas qui ont été faits antérieurement dans la voie que nous suivons, nous ne pouvons nous-mêmes marcher en avant.

M. Ed. LABOULAYE : *2e rapport sur la loi de l'enseignement supérieur.* (1875.)

GRENOBLE

BARATIER ET DARDELET, IMPRIMEURS LIBRAIRES.

1879

Grenoble, imprimerie BARATIER et DARDELET. 340

ÉTUDES
Historiques & Economiques
SUR LES
INSTITUTIONS MÉDICALES

INTRODUCTION

> « Il faut que la foi devienne savante et que la science reste fidèle. »
> S. Clément d'Alexandrie : *Stromates*, l. II, 4.

Il est un ordre de sciences et d'institutions où l'idée de Dieu apparaît, avec l'évidence la plus manifeste, à tout esprit droit et à tout cœur généreux, où éclatent le plus admirablement la providence du Créateur de l'Univers et la bonté infinie du Père céleste de tous les hommes.

Ces sciences ont spécialement pour objet la connaissance de l'homme lui-même, dans sa double nature spirituelle et corporelle, de ses rapports avec le monde surnaturel et le monde extérieur, avec Dieu, avec soi-même, avec ses semblables, avec les êtres vivants, avec la matière inanimée, dans la santé et dans la maladie, au point de vue de son individualité personnelle et de sa place dans la série animale, dans l'échelle de la Création où son *espèce unique* constitue un *règne* à part, si bien dénommé *règne social* par l'illustre de Blainville. Ce sont les sciences naturelles, biologiques, anthropologiques et médicales, sciences essentiellement humanitaires, partant, nécessairement religieuses et philosophiques, embrassant et intéressant l'homme dans tout son être, dans son court passage à travers l'espace et le temps aussi bien que dans ses immortelles destinées au delà de cette vie.

Ces institutions ont pour but la bonne direction, la conservation et la régularité de ses fonctions de tout ordre dans sa vie à lui, dans la famille et dans la société. Ce sont là les seules sciences et les seules institutions dont Dieu ait daigné révéler les principes à l'homme véritablement *primitif*, « *qu'il fit du limon de la terre et sur le visage duquel il souffla une âme vivante.* »

L'historien de la Création nous a transmis en substance, dans ce magnifique langage biblique, dont nulle expression ne peut atteindre les mystiques profondeurs, et que tout commentaire ne saurait qu'obscurcir, les principes révélés de l'anthropologie scientifique et positive, *les seuls vrais principes de médecine générale* et de *philosophie médicale.*

Chose remarquable, en effet, et qu'un orgueil insensé, joint à une étrange mauvaise foi, peut seul s'obstiner à nier ou à méconnaître, ce sont ces mêmes principes auxquels les sciences naturelles qui nous occupent arrivent ou remontent, pour mieux dire, en se constituant progressivement par l'observation, l'expérience et le travail des siècles.

L'histoire est là pour démontrer, avec tous les médecins philosophes et grands praticiens à la fois qui ont su embrasser dans une lumineuse synthèse l'art et la science, et imprimer à la médecine de véritables progrès, depuis Hippocrate jusqu'à nous, que, dès son établissement divin, dans sa perpétuité à travers les siècles, même réputés barbares, jusqu'à notre âge qui prétend superbement à une immense supériorité sur ses devanciers, elle n'a cessé de professer des *principes identiques*, une *tradition constante*, et que dans son histoire on retrouve partout une *partie dogmatique* qui en caractérise les fondements et la vocation. C'est de cette partie, qu'on peut tirer les plus grandes, les plus nombreuses, les plus utiles conséquences pratiques; c'est-à-dire arriver au but final de l'art médical qui a pour devise : *Con-*

server la santé et prévenir la maladie, guérir quelquefois, soulager souvent et, du moins, consoler toujours.

Quels divins enseignements sur tous ces immenses problèmes, dont la solution préoccupe les intelligences les plus hautes, et passionne les âmes les plus nobles à chaque génération, parce qu'ils touchent au fond intime de l'homme, que ceux qui sont renfermés dans les premières pages de la Genèse, confirmés par tous nos Livres saints, et plus ou moins fidèlement réfléchis par les Livres sacrés de l'antique Orient, en raison de la distance et de l'affaiblissement graduel de la lumière initiale! Quel témoignage surhumain des œuvres divines a pu inspirer au sceptique et hautain lord Byron ces vers sublimes qu'on trouva, après sa mort, écrits de sa main sur sa Bible, et dont voici le début : « Dans ce livre redoutable est contenu le mystère des mystères. Oh! bienheureux ceux à qui notre Dieu a donné la grâce de pouvoir entendre, lire, craindre, prier!..... »

Combien auraient été grands et positifs les progrès de la *Science de l'homme*, ainsi que l'a dit un écrivain très-spirituel et très-spiritualiste, « si avant de s'aventurer sur les mers inexplorées du progrès, elle eut pris pour boussole l'Evangile, pour carte routière la Révélation, et qu'elle eût considéré le progrès comme la gravitation de l'homme vers Dieu! » (M. H. Delaage.)

En regard de cette exposition des vrais principes, rappelons quelques paroles d'un des apôtres ardents de la *science nouvelle* des Vico, des Herder, des Michelet, — dont le nom est inséparable du sien, — d'un des professeurs les plus exaltés de la *philosophie de l'histoire* et de la *palingénésie religieuse et sociale*, d'Edgar Quinet, qui, dédiant à sa mère son *Prométhée*, « reconnaissait lui devoir tout ce qu'il avait en lui de bon : une pensée droite et l'espérance en un monde meilleur », et qui épuisa tout ce qu'il avait de vie, de talent et de forces à poursuivre, en dehors des pures croyances de son enfance, la chimérique entreprise « *de ressusciter la foi du monde et de rendre l'espoir à l'humanité.* »

C'est un aveu mélancolique et contenu, mais bon à recueillir et à méditer, malgré sa formule erronée et vague, de l'impuissance de la science *positive* réduite à elle-même, et de la nécessité de la religion, au moins d'*une religion*, pour expliquer les mystères insondables de notre existence :

« Les savants ont aussi leurs chimères, ils se figurent que la science remplacera prochainement la religion. C'est mal connaître l'homme. La religion et la science se rapprocheront indéfiniment, elles ne se confondront jamais; elles sont les asymptotes de la grande courbe humaine. Ballotté de la naissance à la mort dans ce berceau qu'on appelle la vie, l'homme puisera dans cet inconnu des merveilles qui ne tariront pas; il y aura toujours des questions auxquelles la science ne pourra répondre. Ce mystère formera le fond inépuisable des religions futures (1). »

« Le monde entier, — avait dit, il y a plus de trente ans, le même penseur, à la fin d'un article sur le docteur Strauss, — est le grand sépulcre où toutes les croyances comme toutes les espérances semblent pour jamais ensevelies, et le sceau du doute y a été apposé par une main invisible; et nous nous demandons l'un à l'autre, saisis de crainte, qui soulèvera la pierre de ce tombeau?... Mais, cette pierre qui nous opprime tous, sera à la fin brisée, fût-elle plus pesante mille fois que tous les mondes ensemble; et du sein de nos ténèbres, le Dieu éternellement ancien, éternellement nouveau, renaîtra vêtu d'une lumière aussi vive que celle du Thabor. C'est là au moins la foi de celui qui a écrit ces lignes. »

C'est aussi notre foi, à nous, chrétiens de notre temps, qui ne permettrons à personne de l'aimer plus que nous, malgré ses vertiges et ses erreurs, qui voulons virilement rejeter, si jamais elle a pesé sur nos âmes, la lourde et froide

---

(1) Voir *La Liberté*, n° du 2 avril 1875 : article nécrologique sur Edgar Quinet.

pierre du doute ; c'est aussi notre espérance, fondée sur *des paroles qui ne passeront point*, et appuyée sur des signes précurseurs auxquels nous ne saurions nous tromper.

Car l'état actuel des sciences et des institutions médicales, l'état de l'enseignement de la médecine comme celui des autres sciences naturelles, malgré leurs progrès réels, mais purement matériels, dénonce, par des symptômes morbides, auxquels on ne saurait se méprendre, que le monde entier est travaillé d'un immense besoin de « *restaurer toutes choses dans le Christ, qui est la résurrection et la vie.* »

Telle est notre conviction sincère et parfaitement scientifique, que nous voudrions faire partager à tous ceux qui abordent l'étude des sciences médicales et la pratique de l'art médical, à tous ceux qui se préparent et se vouent à l'exercice de notre noble profession. Eminemment libérale et progressive, accessible à toutes les investigations, à toutes les expérimentations, à toutes les applications des méthodes, des procédés et des formules d'observation, d'expérience, d'analyse et d'induction, *la Science de l'Homme,* dont le but utile est la *médecine pratique*, ne sera assez heureuse pour ramener à une synthèse parfaite les plus séduisants résultats de ses théories et de ses découvertes qu'à la condition expresse que le triple contrôle de la conscience et du sens commun, d'une saine philosophie, et des vraies doctrines de la foi religieuse, vienne les juger sans appel, les vérifier, les vivifier et les féconder.

La foi et la raison ne sont pas, quoiqu'on dise, condamnées à de perpétuels « conflits », elles ont mieux à faire que de se côtoyer parallèlement, ou de se rapprocher indéfiniment l'une de l'autre sans toutefois se rallier ni se confondre jamais, comme si elles étaient « les asymptotes de la grande courbe humaine ; » elles ont surtout autre chose à faire que de se contredire, de se combattre et de chercher à s'entre-exterminer dans une guerre sans but, sans fin et sans victoire possible de part ou d'autre ; c'est de s'unir, de se confirmer mutuellement et de s'entr'aider à poursuivre et à réaliser en commun les seuls progrès possibles des sciences qui ont l'homme pour objet immédiat et direct, aussi bien que ceux des sciences philosophiques et cosmologiques.

Ces considérations générales, sur les tendances opposées qui se partagent et se disputent les esprits à cette heure, ne sont point hors-d'œuvre avant d'énoncer le but que je me propose dans les Etudes qui vont suivre, à savoir : de dérouler l'histoire des origines et des développements des *Institutions médicales* qui doivent entrer, comme éléments de premier ordre, dans l'histoire des progrès accomplis par les principales civilisations païennes et chrétiennes.

Toutefois je me placerai à un point de vue plus élevé et plus étendu que celui du simple historien, et je prendrai pour objectif le *génie* ou l'*esprit* même de la médecine considéré dans son origine et dans sa perpétuité, dans les doctrines, les institutions et les législations qu'il a inspirées, sous le triple rapport religieux, scientifique et social.

Au lieu donc d'imiter un grand nombre d'historiens de la médecine qui ne la font réellement remonter qu'à Hippocrate, le premier qui la constitua positivement comme science et comme art dans toutes ses parties, je n'hésiterai pas à entrer de plein pied dans la voie des enseignements révélés, qui s'accordent avec les traditions primitives des plus anciens peuples civilisés, avec beaucoup d'historiens des plus sérieux, avec le *Père de la médecine* lui-même, avec un très-grand nombre de philosophes, de Pères de l'Eglise, de médecins et de penseurs illustres de tous les temps, pour proclamer la médecine une institution d'origine essentiellement divine.

Hippocrate surtout a manifesté à cet égard des croyances qu'on dirait tenir de la superstition, si l'on ne connaissait la forte trempe de son esprit, et si tous ses écrits ne témoignaient de son respect profond et raisonné pour la Divinité : « Ceux, dit-il, dans son livre « *de l'ancienne Médecine*, » qui ont les premiers trouvé la manière de guérir les maladies, ont jugé que c'était un art qui méritait qu'on en attribuât l'invention à Dieu. Et c'est le sentiment commun. »

Cicéron pensait de la même sorte : « L'art de la médecine, lisons-nous dans les *Questions Tusculanes* (liv. III), a été rapporté religieusement à l'invention des dieux immortels. »

Qu'est-il besoin, d'ailleurs, de pareils témoignages humains à propos de l'origine divine de la médecine, quand nous entendons Jehovah lui-même faire entendre à son peuple, au désert des Eaux-Amères, ces propres paroles : « Je suis le Seigneur, qui te guérit » (*Exode*, XV), et l'auteur inspiré de l'Ecclésiastique, Jésus, fils de Sirach, médecin lui-même, suivant une tradition, exprime ces sentences dans un chapitre qu'on pourrait appeler le Code d'honneur de la médecine : « Honorez le médecin,..... car c'est Dieu qui l'a créé. — Toute médecine vient de Dieu — c'est le Très-Haut qui a produit de la terre tout ce qui guérit, et l'homme sage n'en aura pas d'éloignement. » (*Ecclésiastique*, XXXVIII.)

Mais la médecine a aussi une origine humaine.

L'origine humaine de la médecine se cache dans le berceau « de l'homme qui, né de la femme et vivant peu de jours, est rempli de beaucoup de misères. » Elle remonte au premier vagissement du premier nouveau-né, aux premières angoisses déchirantes de la première femme en proie aux douleurs de l'enfantement, avant d'éprouver les joies de la maternité, aux premières atteintes du monde extérieur sur l'homme, en lutte avec la terre pour son existence.

Le malheur, qui eut toujours le privilége d'ennoblir tout homme frappé dans son bien le plus fragile et le plus précieux, la vie et la santé, et de rendre sacrées ses tristes victimes, — *res sacra miser*, — concourut avec la douleur, vieille comme l'homme lui-même, à faire des premières pratiques instinctives d'un empirisme grossier l'un de ses plus pressants besoins, le premier peut-être ou du moins le plus utile des arts. Il ne faut donc pas s'étonner que la reconnaissance pour une invention qui semblait surhumaine ait engagé ceux qui en sentirent les premiers le prix infini, à la rapporter comme tous les arts nécessaires, à quelque bienfaisante divinité.

Elle dut naître et naquit sans doute du sentiment le plus généreux que Dieu ait gravé dans le cœur de l'homme, de cette bienveillante sympathie qui le fait naturellement compatir aux maux dont il est le témoin et auxquels il se sent exposé lui-même par la communauté de travaux et de périls, en lui inspirant le désir et l'ingénieux instinct d'y porter remède. Celui qui le premier vit souffrir son semblable et entendit gémir des êtres qui lui étaient particulièrement chers, des parents accablés de vieillesse et d'infirmités, une femme, des enfants bien-aimés, des amis fidèles, dut partager leurs souffrances et tenter des moyens de les soulager. Les occasions ne manquaient pas, dès les premiers pas de l'humanité, sur cette terre stérile et hérissée d'épines, toujours arrosée de ses sueurs et de ses larmes, pour exercer *le devoir que Dieu a fait à chacun de veiller sur son prochain*. (*Ecclésiastique*, XVII). Ce fut le succès qui dut, hélas! bien des fois faire défaut aux débuts de l'art médical.

Les traditions de tous les peuples s'accordent avec l'Ecriture et avec la science, pour nous enseigner que l'homme fut originairement créé dans un état de perfection aussi bien pour le corps que pour l'âme; il ne passa point par les développements successifs des âges, de la croissance corporelle et des progrès de l'intelligence; mais il fut créé adulte, en un couple unique, mâle et femelle, composé d'un individu de sexe masculin et d'un individu de sexe féminin, jouissant l'un et l'autre, également de l'intégrité inaltérable de la vie et de la santé, avec la plénitude de leurs fonctions propres de nutrition, de relation et de reproduction, réalisant chacun, dans sa magnifique harmonie, le type idéal d'*une âme absolument saine dans un corps absolument sain*; il fut créé social, aussi bien que moral et religieux ; car c'est là sa nature et son état normal.

Ainsi, la science de l'homme fut parfaite avant la chute originelle dont le retentissement devait se prolonger jusqu'à la consommation des siècles ; Dieu lui-même daigna être son maître ; il arriva du premier coup au dernier perfectionnement d'une science achevée, en formant la nomenclature de tous les animaux que Dieu amena devant lui, pour qu'il donnât des noms convenables à chacun d'eux ; la nature tout entière lui fut soumise ; il connut et exerça son empire sur lui-même comme sur toutes les créatures.

Sa chute déplorable, que les promesses et l'accomplissement mystérieux de la Rédemption divine devaient un jour transformer en une si *heureuse faute*, ne fit donc pas tout à coup de lui un être sauvage et bestial. Et pourtant une prétendue science, faisant table rase des plus vénérables souvenirs de nos premiers ancêtres, n'a pas craint, en rajeunissant de nos jours même de bien vieilles erreurs, d'affirmer témérairement que l'*homme primitif* ne pouvait avoir été que l'enfant accidentel d'un hasard à la fois aveugle et souverainement intelligent, ou le produit fortuit et progressif d'un type animal inférieur qui s'élèverait par des circonstances favorables de la *sélection naturelle*, de l'*influence des milieux* et de la *concurrence vitale*, — toutes causes imaginaires et qui restent à démontrer, — à un progrès d'autant plus indéfini, qu'il est plus *indéfinissable*. N'est-ce pas dans ces derniers temps et hier encore, qu'on a pu entendre, sans qu'une protestation unanime se soit élevée au nom de la dignité humaine et de la vraie science révoltées, dans des congrès d'anthropologistes en renom, et du haut des chaires d'enseignement de physiologie humaine, de célèbres partisans de ces *théories protéiformes* s'écrier : « J'aimerais mieux descendre d'un singe perfectionné que d'un Adam dégénéré. »

Pour nous, nous aimons mieux croire, que cet Adam,

même dégénéré, dont nous nous glorifions de descendre, n'oublia pas de sitôt les leçons divines, et répéter avec notre grand poëte contemporain qui fut aussi un grand croyant, malgré quelques défaillances :

> Borné dans sa nature, infini dans ses vœux,
> L'homme est un dieu tombé qui se souvient des cieux.

Les conjectures rationnelles que nous permettent de faire les lambeaux des traditions antiques, l'induction, l'analogie sont confirmées par les découvertes merveilleuses et inespérées, les conquêtes journalières que les investigations persévérantes, les explorations infatigables et périlleuses, l'ingénieuse et patiente sagacité, j'allais dire la perspicacité divinatoire des érudits et des voyageurs assyriologues, égyptologues, indianistes, sinologues, orientalistes contemporains, savent arracher tous les jours aux ruines de monuments, aux débris d'inscriptions ou d'arts divers, aux moindres épaves des premières sociétés disparues. Ainsi, depuis le témoignage de l'historien sacré qui déclare que dès lors « *toute chair avait corrompu sa voie*, » attestant ainsi les symptômes caractéristiques des nations vieillies, tout porte à croire qu'une civilisation avancée, une science et des arts cultivés précédèrent le déluge mosaïque et suivirent de près la chute originelle.

Ce dut être, en effet, lorsque par sa criminelle désobéissance, il fut condamné au travail, aux maladies, aux infirmités accablantes de la vieillesse et à la mort, que l'exilé d'Eden, sentant son intelligence obscurcie, comprit trop tard tout le prix de son bonheur passé, et dut nécessairement chercher, dans des souvenirs qui peu à peu s'effaçaient de sa mémoire, tous les moyens qu'ils pouvaient encore lui suggérer pour se prémunir, lui et sa famille, contre toutes les incommodités d'une vie de labeurs et d'épreuves si rudes. Dieu, qui tout en créant l'homme libre dans sa volonté et éclairé dans sa conscience, sur les conséquences décisives de ses actes envers lui, connaissait dès le commencement toutes les suites futures de ses ouvrages, avait préparé à l'homme, devenu pécheur, ces épreuves et ces occasions de pénitence.

Mais, en même temps qu'il donnait satisfaction à sa justice, il faisait éclater sa miséricorde par les promesses d'une rédemption divine, sa Providence et son indulgence paternelles par des bienfaits et des consolations de toute sorte à l'égard de ses enfants bien-aimés jusque dans leur extrême détresse. On ne peut donc douter qu'il n'ait laissé à nos premiers parents, surtout dans la race, bénie entre toutes, *des enfants de Dieu*, une raison et des lumières suffisantes pour se tenir en garde contre les nombreux dangers, pour remédier aux maux de tout genre auxquels ils devaient être exposés dans leur vie semée d'accidents, de souffrances et de peines amères, et pour transmettre à leurs enfants, par un enseignement traditionnel héréditaire les moyens d'adoucir et d'atténuer les épreuves de cette *vallée de larmes.*

Il ne faut pas oublier, cependant, que la déchéance, réversible sur tout le genre humain, dont la croyance se retrouve dans toutes les cosmogonies, ne condamna pas seulement l'homme à gagner son pain matériel à la sueur de son front, et la femme à enfanter dans la douleur, mais les condamna également à conquérir le pain de la pensée par les fatigues de l'intelligence.

Aussi, n'irons-nous pas attribuer à Adam et aux premiers patriarches, ses descendants immédiats, de véritables connaissances médicales, dans l'acception scientifique; nous ne nous arrêterons pas davantage aux vagues conjectures de Dickinson, qui regarde Hénoch, — l'auteur prétendu d'un livre apocryphe, — comme un grand *guérisseur*, et qui assure que Noé avait inventé une lumière phosphorique pour éclairer son arche, aussi bien qu'une *quintessence alimentaire* ou *élixir* dont quelques gouttes suffisaient pour le nourrir, lui et tous les animaux rassemblés dans l'arche, enfin, un procédé désinfectant, très-précieux pour un lieu si resserré, qui contenait tant d'animaux vivants. Nous n'insisterons pas non plus, à propos des assertions de Dujardin qui, sur la foi de quelque manuscrit trouvé dans une bibliothèque princière d'Allemagne, raconte que Sem et Cham furent de vrais médecins, que le premier composa même un traité de médecine, qu'il fut père des Dioscures ou Cabyres, dont naquit Esculape à la huitième génération ; enfin, que ce fut Cham qui fut plus tard honoré sous le nom de Jupiter Ammon.

Quoi qu'il en soit de toutes ces opinions hasardées et de ces hypothèses fabuleuses ou allégoriques, les connaissances astronomiques, cosmographiques, astrologiques et médicales que l'on retrouve chez tous les plus anciens peuples, que tous attribuaient à Dieu et à leurs premiers pères, et dont ils n'étaient certainement pas les inventeurs, puisqu'ils en ignoraient la valeur, n'ont d'origine raisonnable que dans la *science adamique et antédiluvienne* dont les lambeaux furent emportés par chacun de ces peuples après leur dispersion. Ces débris se conservèrent surtout chez les premières nations fixées, après la grande catastrophe, autour du berceau probable du genre humain, qui n'éprouvèrent jamais l'état de dégradation où tombèrent celles qui s'éloignèrent de la mère-patrie pour aller peupler et coloniser l'univers.......

Mais, après le déluge, tout fut à refaire, et c'est là proprement que nous verrons commencer l'origine des sciences et des arts, avec le genre humain renouvelé.

PREMIÈRE PARTIE

PREMIÈRE ÉTUDE

POINT DE DÉPART COMMUN DES SCIENCES; CARACTÈRES GÉNÉRAUX DES DOCTRINES ET DES INSTITUTIONS MÉDICALES DANS LES CIVILISATIONS PRIMITIVES.

> Tous les peuples, même les plus ignorants, ont leur médecine, leurs mathématiques et leurs arts proportionnés à l'âge et aux besoins de leur société.
>
> Le sauvage connaît les simples qu'il applique sur ses blessures, il sculpte avec quelque art son arc et son casse-tête, et il sait sous quel angle il doit placer les poteaux qui supportent sa cabane.
>
> Vicomte de BONALD, *De la Chrétienté et du Christianisme* (1824).

Dans les civilisations primitives de cette vieille Asie qui fut le berceau du genre humain, et qu'on pourrait, à bon droit, nommer *la mère nourricière et le laboratoire des nations, — alma parens et officina gentium* — un caractère général et frappant apparaît tout d'abord. Tous les arts nécessaires, utiles, jusqu'à ceux de luxe et d'agrément, toutes les inventions, toutes les institutions sociales et politiques, littéraires, scientifiques, celles en particulier qui se rapportent à la conservation et à la propagation de la vie, au développement de l'espèce humaine dans sa double nature physique et morale, se polarisent et gravitent vers un double centre, idéal *humano-divin*, sorte d'aiguille magnétique de l'humanité dont l'axe s'élève de la terre au ciel.

Là haut, c'est le pôle divin, le Créateur ou Démiurge, qui a tout révélé, tout donné à l'homme, sa créature privilégiée, mais aussi, suivant toutes les croyances initiales, la victime de sa justice et l'objet de sa vengeance pour avoir tenté de dérober le feu céleste ; ici-bas, c'est le pôle surhumain, hiératique, sacerdotal et héroïque, incarné dans les demi-dieux, les princes, les héros, êtres d'humanité supérieure, *pères des nations, rois des hommes* et *pasteurs des peuples*, qui seuls ont pouvoir et mission de transmettre les révélations divines, les décrets favorables ou terribles du Très-Haut, aux individus, aux générations et aux sociétés humaines. *(Patriarches, Pères-Chefs.)*

C'est un fait historique et social, traditionnel, constant et universel, que, dans les premières phases des agglomérations en familles et tribus associées par un sort commun, les personnages consacrés par leur autorité, leur sagesse, leur force et leur vertu, furent à la fois les ministres du Tout-Puissant et les maîtres de la terre, les législateurs, les promulgateurs et les exécuteurs des lois, les intermédiaires entre Dieu et l'homme, les interprètes inspirés et jaloux des secrets du ciel et des mystères de la nature.

De là ressort le génie religieux de la science antique où se découvrent facilement les marques d'une commune origine, autant que permettent de l'apprécier les lambeaux qui ont surnagé à tant de cataclysmes. De là résulte le caractère théologique et l'esprit théocratique si fortement empreints, en particulier, dans les traditions et les institutions des Hébreux et des Egyptiens, où les effets et les causes sont intimement liés, où la nature est toujours contemplée dans la cause première.

L'histoire de l'Egypte, de la Chaldée, de la Phénicie et de la Palestine, aussi bien que celle de la Perse, de l'Inde et de la Chine, celle de la Gaule et de l'Italie antique, comme celle de la Grèce primitive ; enfin, les notions les plus probables, léguées par les historiens anciens et recueillies par l'érudition moderne sur les peuplades stigmatisées par les premières civilisations plus avancées des termes infamants de barbares et de sauvages, nous fournissent ensemble des preuves trop évidentes de ces affirmations incontestables, pour qu'il y ait lieu de s'arrêter à en reproduire ici la démonstration.

« Toutes les nations, dit d'ailleurs un illustre penseur dont l'autorité n'est pas récusable, — commencent par la théologie et sont fondées par la théologie. Plus l'institution est religieuse, plus elle est forte. On peut citer l'Egypte, l'Etrurie, Rome, Lacédémone, etc.; cette règle n'a point d'exception. Partout les prêtres sont les fondateurs, les gardiens et les dispensateurs de la science, dont le foyer est dans les temples.

» Ce qu'on a dit sur ce point touchant l'ambition, l'avarice, la fourberie des prêtres, fait pitié. Qu'une certaine classe d'hommes, en possession exclusive de la science, se glorifie de ce trésor et craigne de le communiquer, qu'il y ait même excès à cet égard et que l'intérêt personnel appuie quelques calculs sur l'ordre établi des choses, cela se conçoit; mais que les hommes puissent s'emparer de la science par un raisonnement antérieur, c'est une puérilité qui ne vaut pas la peine d'être réfutée.

» Plus la théologie est parfaite dans un pays, plus il est fécond en véritable science. Voilà pourquoi les nations chrétiennes ont surpassé toutes les autres dans les sciences, et pourquoi les Indiens et les Chinois, avec leur science *tant* et *trop* vantée, ne nous atteindront jamais, tant que nous resterons respectivement ce que nous sommes (1). »

Ces réflexions s'appliquent, on ne peut plus exactement, en conformité avec toutes les données historiques, à la médecine primitive, dont la science comme celle de la nature fut, dans le principe, exclusivement réservée aux hommes qui s'occupaient aussi de la science de Dieu.

---

(1) Cte J. de Maistre : *Œuvres posthumes : Examen de la philosophie de Bacon*. T. II, p. 274-5.

De nos jours, dit encore l'écrivain déjà cité, « si les devoirs sévères et les occupations immenses du sacerdoce légitime lui permettaient de se livrer à la chimie, *et mieux encore*, *à la médecine*, il obtiendrait certainement des succès prodigieux. Sur la haute question du lien caché qui unit les sciences divines et humaines, la sagesse consiste à prendre exactement le contre-pied de tout ce qu'a dit Bacon, c'est-à-dire à tâcher d'unir *par tous les moyens possibles* ce qu'il a tâché de diviser *par tous les moyens possibles* : la science et la religion (1). »

Ce fut encore aux abords ou dans l'intérieur des temples, et près de certains lieux consacrés à la Divinité suprême, ou, dans les temps et les pays d'idolâtrie, au Dieu spécialement chargé, suivant les mythologies diverses, de présider à la médecine, par exemple, près des sources thermales ou minérales, que les malheureux malades et blessés vinrent d'abord réclamer des prêtres, des héros et des philosophes-médecins les secours de l'art divin de guérir. Ce fut là que se formèrent les premiers centres d'observation et d'instruction médicales, que s'établirent à la fois ces premières écoles fameuses d'enseignement où Hippocrate devait recueillir les recettes, les traditions d'expériences séculaires, pour constituer la vraie médecine (2), et ces *ambulances* et *cliniques* primitives d'où devaient un beau jour sortir, grâce à l'idée chrétienne, les hôpitaux, les hospices, les asiles décorés des noms religieux d'Hôtel-Dieu, de Maison-Dieu.

Il ne faudrait pas s'imaginer cependant qu'avant le jour de régénération universelle où l'Homme-Dieu, près d'en-

---

(1) Cte J. de Maistre : *Ouvrage cité*, T. II, p. 265-6.

(2) Aug. Gauthier : *Mémoires sur l'origine de la médecine*, présentés à la Société littéraire de Lyon (1er mars 1832). *Recherches historiques sur l'exercice de la médecine dans les temples, chez les peuples de l'antiquité, et notamment sur cette question : Les temples d'Esculape avaient-ils une destination analogue à celle des hôpitaux modernes?* Paris, 1844.

trer dans la voie douloureuse de sa Passion rédemptrice, fit entendre à ses disciples « *ce précepte nouveau de la Charité* (1) », une idée de véritable fraternité entre tous les hommes, un sentiment comparable, je ne dirai point à cette charité, qui fut un fruit de l'Evangile, mais seulement à la philanthropie, qui prétend vainement la remplacer dans le monde moderne, aient pu naître, se développer et produire des institutions solides et durables d'assistance publique et de dévouement scientifique et religieux. Ce ne fut que depuis la proclamation de ce précepte qu'il y eut comme un débordement de la charité de l'Eglise chrétienne sur les misérables jusqu'alors abandonnés sans secours par les heureux du monde.

« On se demandera peut-être comment faisaient les anciens qui n'avaient point d'hôpitaux? Ils avaient, pour se défaire des pauvres et des infortunés, deux moyens que les chrétiens n'ont pas : l'infanticide et l'esclavage (2). »

En effet, la coutume d'exposer ou de faire mourir sans pitié les enfants qui étaient trop à charge fut érigée en loi, pour les enfants nés débiles ou mal constitués, par quelques-uns des législateurs réputés les plus sages. « Elle était si commune chez les anciens, dit le savant G. Dale, que l'on regardait comme une chose extraordinaire que les Egyptiens élevassent tous leurs enfants sans exception, et Lycurgue, — comme nous le verrons, — défendit par ses lois d'élever un enfant sans l'approbation des officiers du public, et l'on dit que, *de nos jours* (*1764*), *les plus pauvres d'entre les Chinois font encore mourir impunément leurs enfants, surtout les filles* (3). »

Pour ne point sortir du cadre de cette étude, il suffit, ce me semble, d'opposer, sur ces points essentiels, d'aussi

---

(1) Saint Jean : *Evangile*, XIII, v, 34.

(2) Châteaubriand : *Génie du Christianisme*, liv. VI, chap. 2.

(3) G. Dale : *Observations historiques et critiques sur le mahométisme*, Londres, 1764, reproduites en tête du *Coran*, traduit par Kasimirski, édition du *Panthéon littéraire*, p. 517.

imposants et consciencieux témoignages aux calomnies anti-chrétiennes et aux insinuations odieuses de certains *historiens* et *journalistes du XIXe siècle*, pâles héritiers de

> ce singe de génie,
> Chez l'homme en mission par le diable envoyé (1),

qui érigea le *mensonge, l'ignorance* et la *mauvaise foi* en méthodes historiques, à l'usage des libres-penseurs et des libres-moralistes de tous les temps, *parce qu'il devait toujours en rester quelque chose.*

Qu'est-il besoin de rappeler le sort affreux des esclaves antiques, considérés *moins comme des hommes que comme des choses*, mis au rebut, lorsqu'ils étaient devenus vieux ou invalides, comme des instruments hors de service; jetés et entassés, lorsqu'ils étaient malades ou infirmes, dans quelque carrière, quelque cloaque, ou quelque île du Tibre, pour y périr victimes de la faim, de l'infection ou de la misère?

Un deuxième caractère général que nous offre, entre toutes les autres sciences, la médecine chez les peuples anciens, c'est que « chacun de ces peuples en a revendiqué pour lui l'invention, » ou plutôt la révélation et l'institution de la part de Dieu lui-même; « ce qui prouve qu'aucun ne l'a inventée, mais que tous, s'en étant occupés dès les temps les plus reculés, ont dû la tirer de leur commune origine, et qu'ils y ont ajouté les observations que l'expérience et le besoin leur fournissaient. »

Nous n'avons, il est vrai, sur les sciences d'observation, sur les sciences naturelles, sur la médecine et les institu-

---

(1) Victor Hugo, dans cette perle de ses premiers écrins poétiques, qui a pour titre : *Regard jeté dans une mansarde de jeune fille.* Le poëte qui a charmé notre jeunesse avant de désoler notre âge mûr, était-il donc, comme le *vates* antique, doué du don de seconde vue? Prophétisait-il, dès lors, la future *Evolution transformiste* de Darwin, la *Lémurie* d'Haeckel, quand il proclamait Voltaire un *éclaireur de génie dans la grande armée des singes?* (*Les Rayons et les Ombres.* Juin 1839).

tions médicales chez les peuples qui nous occupent, que des données assez vagues et surtout incomplètes, comme sur toutes les autres branches des connaissances humaines. « Cependant, ils y avaient nécessairement fait quelques pas, puisque les Grecs ont reçu d'eux les premiers éléments. »

« Au rapport d'Hérodote, de Diodore de Sicile et de tous les historiens anciens, — dont la véracité se trouve généralement confirmée par toutes les découvertes des orientalistes et des égyptologues surtout, — les Assyriens et les Egyptiens ont cultivé la médecine dès la plus haute antiquité. Leur témoignage est encore confirmé, pour les Egyptiens, par nos Livres saints. Cependant les vrais progrès de la médecine se sont opérés en Grèce, et Hippocrate nous en donnera les premiers monuments. Il en est de même des sciences naturelles et d'observation, dont Aristote sera le véritable créateur. Quoiqu'il en soit, tout ce que nous connaissons dès aujourd'hui de cet ordre de sciences nous amène aux mêmes conséquences que tout le reste, à savoir : que le vrai mouvement de l'esprit humain a commencé, non pas dans l'Inde ou dans la Chine, comme voudrait le faire supposer une science perfidement intéressée à rajeunir l'histoire sacrée, mais dans l'Asie occidentale, et que « ce fut bien là le foyer d'où s'échappa la lumière qui vint éclairer nos climats (1). »

Un troisième caractère de la médecine primitive, c'est que, par une conséquence qui découle naturellement des faits précédemment énoncés, la profession, — ce serait bien mieux le cas de dire le sacerdoce médical, — se transmettait héréditairement dans des *castes*, des tribus ou des familles, qui s'en passaient de père en fils les mysté-

(1) H. Ducrotay de Blainville et M. l'abbé Maupied : *Histoire des sciences de l'organisation et de leurs progrès comme base de la philosophie*, t. I, p. 10-11 ; Abbé Maupied : *Essai sur l'origine des principaux peuples anciens*, p. 330-1.

rieuses traditions et les rituels officiels et obligatoires en même temps que la vie. Le plus souvent encore, chacune de ces familles ne se consacrait qu'à tel ou tel système de pratiques hygiéniques, ne s'exerçait qu'au traitement de telle ou telle classe de maladies humaines.

N'est-ce pas déjà une observation bien curieuse de rencontrer des *spécialistes*, que dis-je donc, des familles entières de spécialistes, dans *l'enfance de l'art de guérir ou de faire vivre en santé?* C'est encore ce que nous voyons aujourd'hui, qu'il est de mode, à tort ou à raison, de les consulter de préférence aux praticiens ordinaires?

Il faut noter que nous ne parlons pas même ici de la *dichotomie* en *médecine interne* et *médecine externe*, ou *médecine proprement dite* et *chirurgie*, qui se retrouve également partout à l'origine.

La Bible nous apprend encore que la *médecine obstétrique* date des époques historiques les plus reculées, et que l'art des accouchements, dont la pratique devait rester réservée aux matrones exclusivement jusqu'aux temps modernes, était dès lors confié à des *sages-femmes* chez les Egyptiens et chez les Hébreux (1).

L'histoire de la Grèce ancienne a conservé le nom de Phénarète, la sage-femme habile dans son art, qui donna le jour à Socrate, proclamé par l'oracle de Delphes le plus libre, le plus juste et le plus sage des hommes. Ce fut à la profession maternelle que ce promulgateur de la philosophie morale emprunta l'idée de cette méthode aussi piquante que féconde, la *maïeutique* ou l'*accouchement des intelligences*, grâce à laquelle *il fit descendre la philosophie du ciel sur la terre*, en rappelant l'homme à la *connaissance de soi-même, de sa nature et de ses devoirs.*

Il n'est pas jusqu'à la *zoïatrie* ou *médecine des animaux* dont les origines antiques ne se retrouvent retracées dans les hypogées de Béni-Hassan (Haute-Egypte), en bas-reliefs

(1) *Genèse* : XXXV, 17 ; XXXVIII, 27. *Exode* : I, 15-21.

peints, représentant au naturel tous les détails imaginables de la vie agricole, l'élève des bestiaux, *les soins donnés par le vétérinaire aux animaux malades*, le labourage avec des bœufs ou à bras d'hommes, etc. (1).

Mais la priorité revient indubitablement à la chirurgie. Il est admis sans contestation sérieuse que la médecine primitive dut être externe et toute manuelle. Il ressort, en effet, de la nature des choses aussi bien que des découvertes récentes et journalières de la *paléontologie humaine*, dite *préhistorique*, que dans les premiers âges du monde l'homme désarmé ou mal armé contre les hasards de la vie agricole et de la chasse aux bêtes féroces et sauvages, obligé de conquérir par un travail sans relâche, par une lutte continuelle contre tous les éléments et toutes les intempéries, par la force ou par la ruse une subsistance toujours incertaine, contraint de la disputer aux espèces nuisibles, animales ou végétales, dans les combats qu'il avait à leur livrer à chaque instant, reçut de fréquentes blessures, et s'adonna de bonne heure aux soins et aux opérations qu'exige leur guérison.

Les guerres, ces tristes et continuels attentats à la fraternité humaine, qui arment, depuis le commencement, les hommes, enfants d'un même père, les uns contre les autres pour s'entre-détruire, comme si les maladies et les misères ne suffisaient pas à décimer notre espèce, en multipliant leurs maux, augmentèrent en même temps le besoin et le prix de ces secours, dont l'administration constitua l'une des fonctions des princes et des héros. Alors les rois ne dédaignaient point de panser les plaies des guerriers, et plusieurs des chefs grecs chantés par Homère ne tiraient point un moindre lustre de leur habileté chirurgicale que de leur valeur dans les combats. Aussi la *chirurgie* et la *médecine des armées* peuvent-elles revendiquer la plus noble et la

(1) M. Charles Blanc : *Souvenirs d'Egypte; Le Temps, N° du 25 novembre 1874.*

plus haute origine, les plus glorieux services rendus à l'humanité.

La médecine interne, plus théorique, exigeant plus d'observation et de raisonnement, ne dut venir qu'après, et ne put véritablement dater que d'un état de civilisation plus ou moins avancée, telle que nous la retrouvons de bonne heure chez les principaux peuples anciens de l'Orient que nous avons pris pour types.

Soit que cette harmonie intérieure, admirable résultat d'un si grand nombre de rapports et d'antagonismes bien équilibrés, fût trop au-dessus de la raison naissante, soit que la plupart des maladies qui ruinent à la longue des tempéraments énervés fussent le fruit de ces délicatesses du luxe et de la civilisation inconnues à la mâle et rude vigueur des premiers hommes, à mesure que le luxe s'accrut et que la civilisation se développa, les maladies internes, rares d'abord, durent se multiplier, leur marche devenir plus compliquée, leurs dénouements plus funestes. La climatologie et les constitutions médicales saisonnières, les épidémies, les endémies durent s'accuser en traits plus caractéristiques aux yeux et à l'esprit des observateurs, et la médecine rationnelle et expérimentale dut prendre une marche ascendante en rapport avec l'état progressif de chaque société.

Nous reviendrons en temps et lieu sur les avantages et les inconvénients qui résultent du morcellement indéfini de l'art médical, à mesure que la méthode de la *division du travail* se généralise dans la science comme dans l'industrie et que les praticiens encyclopédistes se font de plus en plus rares.

Mais peut-être sera-t-il permis, au représentant de trois générations de médecins qui ont fait honneur à leur profession et ont été honorés de distinctions et d'éloges précieux par le premier Corps savant de la médecine française (1),

(1) Voir, par exemple : *Comptes rendus de l'Académie Royale de Médecine*, séances du 5 et du 20 avril 1825.

à l'humble héritier de leurs observations et de leurs traditions presque séculaires, de revendiquer sa modeste part des bénéfices qu'un éminent philosophe et publiciste attribue à l'hérédité professionnelle :

« Les enfants, en s'élevant au sein de la famille, dit le vicomte de Bonald, se forment insensiblement à l'esprit et à la pratique de la profession paternelle pour laquelle ils prennent ce goût si puissant qui naît des premiers objets, des premiers exemples, des premières habitudes. Cette vérité, si féconde en administration, s'applique également à la famille livrée aux travaux domestiques, et même à la famille occupée des soins plus nobles du ministère public. C'est dans cette disposition naturelle à l'homme à contracter, dans son enfance, des habitudes qu'il conserve toute la vie, qu'est la raison de l'hérédité des professions, sans laquelle une société ne peut subsister longtemps, et qui assure la perpétuité des métiers les plus vils et les plus périlleux, comme celle des fonctions les plus honorables. Cette hérédité était connue des peuples qui ont laissé après eux le plus de monuments de leur passage sur la terre : des Hébreux, des Egyptiens et des Romains ; de ces Romains dont nous avons tout pris, hors ce qu'il y avait de sévère dans leurs mœurs et de sage dans leurs lois (1). »

En célébrant les bienfaits et les conséquences heureuses de l'hérédité sociale et professionnelle pour le bonheur et le progrès humanitaire, que toute l'histoire est là pour attester, je ne prétendrai nullement, du reste, contester ni infirmer les objections plus ou moins plausibles et les accusations plus ou moins graves qui ont été portées contre elle, et contre la rigidité de certains règlements médicaux qui, dès les temps les plus anciens, obligeaient, sous des peines terribles, les médecins, affiliés à des corporations autant sacerdotales et religieuses que savantes, et jalouses

(1) Vicomte de Bonald : *Traités politiques : De l'Education dans la Société ;* Chap. IV : *De l'Education domestique.*

de leurs priviléges, « de traiter les malades d'après les règles posées dans certains livres d'origine réputée divine. S'ils s'écartaient des prescriptions sacrées, c'était à leurs risques et périls, en cas de mort du patient; ils étaient convaincus d'homicide volontaire et punis comme assassins (1). »

Il est évident que de pareils règlements « n'étaient pas de nature — en aucun temps, même en dehors de sanction capitale, — à encourager les recherches indépendantes et les innovations scientifiques. »

Souvent ils durent enrayer les progrès de la médecine, en même temps que l'esprit de corps, toujours exclusif, devait mettre des obstacles presque insurmontables au recrutement des adeptes en dehors des familles agrégées de longue date à l'ordre médical et en possession de droits professionnels acquis. Toutefois, ces reproches généralement applicables à toutes les corporations et associations professionnelles privilégiées ne prévaudront pas contre le souvenir d'institutions vénérables dont l'éloge historique n'est plus à faire; ils sont au moins singuliers dans un siècle de bouleversement et de ruines de toutes *les couches sociales, les anciennes comme les nouvelles*, précisément parce qu'il est *le siècle des dévoyés et des déclassés.*

La médecine n'était pas, d'ailleurs, une institution isolée, dans le principe, des autres institutions politiques et sociales, une profession à part, fonctionnant, — s'il m'est permis de m'exprimer ainsi, — pour son propre compte et au profit unique des individus qui réclamaient ses soins particuliers. Ainsi que de nos jours, où elle touche à tout et à tous par quelque point spécial, elle eut force de loi, et fut élevée partout à la hauteur d'une institution publique, obligatoire quant à ses préceptes généraux, pour chaque membre des sociétés et des familles, sous une sanc-

(1) M. G. Maspéro : *Histoire ancienne des peuples de l'Orient.* (Paris, 1875), p. 83, et *notes*, même page, *infrà*.

tion religieuse. Nous trouvons dans la législation des peuples des prescriptions médicales s'étendant à toute la nation, d'autres n'obligeant que des individus.

La médecine, considérée en tant qu'hygiène privée et publique, conservatrice et préservatrice, se retrouve par exemple au fond de la loi juive qui réglementait la vie tout entière. Elle ordonnait et dirigeait, suivant des dispositions et prescriptions rigoureuses, la vie conjugale, l'hygiène corporelle de l'homme et de la femme, les rapports des sexes, l'éducation des enfants, le régime alimentaire, le choix des viandes et des aliments permis et salutaires, et jusqu'à la façon d'apprêter ces aliments ; les purifications, les mesures sanitaires et prophylactiques contre les épidémies et les maladies contagieuses ou héréditaires, la séquestration et l'isolement des malades qui en étaient infectés, les prescriptions et les interdictions des mariages, etc.

Cette législation médico-politique du peuple de Dieu résume, dans son ensemble et ses traits essentiels, celles des autres nations antiques de l'Asie, et les livres sacrés de l'Orient, les vieilles lois attribuées aux Egyptiens, aux Chaldéens, en font foi comme le *Pentateuque*, jusque dans leurs erreurs scientifiques, leurs préjugés et leurs superstitions idolâtriques.

Un quatrième caractère de la médecine antique, toujours lié aux considérations qui précèdent, résulte des communes dépravations et des communes aberrations des croyances primitives. — Il se rapporte aux abus des opérations magiques, des pratiques superstitieuses, des formules mystiques, des calculs cabalistiques et des conceptions savantes, détournées en rêveries imaginaires, de l'astrologie judiciaire, — *cette fille insensée d'une mère sage*, comme la nommait l'illustre Képler, — qui régna, malgré tous les anathèmes de la théologie chrétienne, jusqu'à la fin du moyen âge dans de grands esprits égarés.

Je veux parler, en un mot, des *incantations* qui accompagnaient constamment l'emploi des *recettes* et des remèdes matériels usités aux débuts de la médecine et réduits à la plus simple expression.

Par ces mots : *formules magiques* et *incantations*, il faut entendre toutes ces *paroles*, décrétées par des rits et des usages consacrés, d'invocations, d'évocations, de supplications, d'imprécations, de prières ou de menaces adressées aux bons et aux mauvais génies, — auteurs présumés des maladies singulières et des fléaux qui frappent tout un peuple, — aux divinités tutélaires ou hostiles, favorables ou funestes ; toutes ces vertus fantastiques attribuées aux astres, aux éléments, à la matière, aux amulettes, aux talismans, divinisés ou maudits.

« Aussi toute ordonnance de médecin se composait-elle de deux parties : d'une formule magique et d'une formule médicale... L'invocation magique passait pour anéantir la cause mystérieuse ; le traitement par les remèdes traditionnels combattait les manifestations visibles du mal (1). »

Tel était l'*esprit* général des *incantations* que les prêtres théosophes, magiciens et médecins des civilisations orientales et occidentales primitives, tous les druides, les oracles, les jongleurs, les sorciers, les pythonisses, les sybilles, les fées, les sagas, les sorcières et les magiciennes de l'antiquité et de tous les temps, prononçaient ou nasillaient sur quelque sourde et terrifiante mélopée, en les accompagnant le plus souvent de gestes bizarres, d'attitudes désordonnées ou d'effrayantes convulsions.

Il faut reconnaître que les mots *magie* et *médecine* ont une étymologie commune et toute orientale (2).

Toutes ces opérations magiques, d'ailleurs, indiquent assez la croyance générale à des esprits pervers ennemis de l'homme. — Certes, ce n'est pas notre pensée de nier leur

---

(1) M. G. Maspéro : *Hist. anc. des peuples de l'Orient;* ch. II, p. 25.

(2) M. Ch. Lenormant : Œuvres diverses, *Hist. de l'Orient ; la Magie chez les Chaldéens*, etc.

action dans les maux de l'humanité : l'Evangile, l'histoire, l'observation actuelle surtout des contrées païennes nous en fournissent mille preuves ; mais c'est l'Eglise seule de J. C. qui domine le monde mauvais et qui, par ses exorcismes et sa prière, en délivre les créatures animées et même inanimées.

Quant à ce qui regarde la première *matière médicale*, c'est-à-dire les substances matérielles empruntées à la nature organique ou inorganique, au règne minéral, au règne animal, au règne végétal surtout, qui fournit durant des siècles la *médecine des simples*, en un mot les médicaments employés tels quels, ou seulement après avoir subi quelques préparations grossières, comme la trituration, l'expression, la décoction, etc. ; la médecine primitive se contenta tout d'abord et se contente encore partout où elle se retrouve chez les peuplades restées sauvages, des *éléments* que la nature offre le plus universellement, le plus abondamment répandus, de ce que l'homme, pour me servir d'une expression pittoresque et juste, peut rencontrer partout à la portée de sa main. et de son expérimentation immédiate.

C'est à propos de cette matière médicale, d'une simplicité élémentaire, « qu'un homme d'esprit a dit : *Dieu fait très-simples les choses nécessaires* (1). »« J'ai toujours cru, — dit encore à ce propos l'un des plus spirituels écrivains que la médecine ait produits de nos jours, dans un petit livre, gros de bon sens, de raison et de sentiment du meilleur aloi, qui devrait servir de *vade mecum* à tout professeur comme à tout médecin praticien, — j'ai toujours cru que les substances répandues avec le plus de prodigalité sur la surface de notre globe doivent être, *selon les vues d'une Providence sage*, celles dont l'homme éprouve le plus urgent

(1) M. A. Béchamp, professeur à la Faculté de Médecine de Montpellier : *Lettres à M. Courty sur la chimie;* IXe lettre : *Rôle de l'eau dans la nature.* (*Montpellier médical.* T. IX, 1863.)

besoin en maladie comme en santé; l'eau est de ce nombre (1). »

Telle fut aussi la pensée profonde de la science antique, et c'est dans cette vue qu'elle avait fait, — avec une exagération évidente d'une vérité réelle et non d'un pur paradoxe, — de la mer, c'est-à-dire du grand réservoir ou toute eau vient aboutir et se résoudre, un remède universel et souverain ; témoin ce vers d'Euripide que j'ai déjà reproduit ailleurs, et que je traduis littéralement ici :

De tous les maux la mer lave le genre humain (2).

Renchérissant encore sur cette idée, dans ses *Questions naturelles* résumant les opinions scientifiques de son époque, Sénèque attribuait à l'eau certaine *propriété vitale* que l'un des naturalistes précurseurs des positivistes et spontanistes de notre époque n'a pas craint de porter jusqu'à l'absurde, en avançant que « *tout ce qui vit est sorti de la mer ;* le premier homme, selon lui, a donc dû se développer dans un utérus bien plus considérable que l'utérus humain. *Cet utérus, ce fut la mer*..... C'est là, — ajoute-t-il avec une désinvolture et un atticisme dont ses successeurs ont scrupuleusement hérité, comme de sa *forte logique*, — une vérité que ne contestera pas quiconque a étudié l'histoire naturelle et la philosophie, et peu importe à la science l'opinion de ceux qui sont incompétents dans les deux branches (3). »

Laissons là, pour ne pas nous écarter de notre sujet en répondant aujourd'hui à ces *querelles d'allemand*, les rêves pseudo-scientifiques d'Oken, avantageusement remplacés en ces derniers temps par les théories de MM. Karl Vogt, sur *la souche commune de l'homme et de la bête ;* Haeckel,

---

(1) Dr Munaret : *Le Médecin des Villes et des Campagnes*, p. 242.

(2) Dr La Bonnardière : *Introduction à la Thalassothérapie*. Ch. II, p. 112. Montpellier, 1866, in-8°.

(3) Oken : *De l'origine de l'homme*. Article inséré dans le journal *l'Isis*, année 1819.

sur la grande *nourricerie* de l'océan Indien, où seraient éclos les *Lémuriens*, nos glorieux ancêtres, et d'où les migrations des singes perfectionnés se seraient répandues partout l'univers. Aussi bien faut-il revenir toujours, en médecine, à Hippocrate et rappeler ici qu'il avait fait de la connaissance exacte *des airs, des eaux et des lieux, une étude préparatoire et nécessaire* à la thérapeutique et surtout à l'hygiène publique et privée.

Aussi les ablutions, les purifications quotidiennes et multipliées, les bains fréquents, tant dans les eaux froides des fleuves ou de la mer, les eaux minérales et thermales des sources naturelles, que dans les eaux échauffées artificiellement, parfois jusqu'à leur réduction en vapeurs brûlantes, entrèrent-ils de tout temps dans les obligations médico-légales et religieuses, surtout sacerdotales, dans les pratiques hygiéniques et curatives, dans les préceptes de l'éducation physique d'endurcissement des mâles nations de l'antiquité.

DEUXIÈME ÉTUDE.

COUP-D'ŒIL HISTORIQUE SUR LES INSTITUTIONS MÉDICALES DES ÉGYPTIENS.

> « Si les Egyptiens n'ont pas inventé l'agriculture, ni les autres arts que nous voyons devant le déluge, il les ont tellement perfectionnés et ont pris un si grand soin de les rétablir parmi les peuples où la barbarie les avait fait oublier, que leur gloire n'est guère moins grande que s'ils en avaient été les inventeurs. Ils étaient grands observateurs de la nature ; ...c'est aussi ce qui leur a fait inventer ou perfectionner la médecine. »
>
> (BOSSUET : *Discours sur l'histoire universelle*, IIIe partie, chap. III.)

Les premières nations qui apparaissent, constituées et fixées sur le sol de l'Asie à l'aurore de l'histoire, ne semblent point avoir eu d'enfance ; on les voit tout d'abord cultiver les sciences, la navigation, le commerce et les arts, et présenter le développement d'une certaine civilisation. Elles se partagent en deux types bien distincts et parfaitement tranchés : le type oriental comprend les Indiens et les Chinois ; le type occidental embrasse les peuples qui occupèrent l'Egypte et le couchant de l'Asie ; puis ceux qui occupèrent l'Europe qui s'y rattache, vers le nord-ouest, par les plateaux de l'Arménie, première station post-diluvienne du genre humain, et par les défilés du Caucase, ces *portes des nations*, qui ont donné passage vers l'Occident *à la race audacieuse de Japhet*.

Entre les deux types extrêmes se trouvent les Assyriens et les Perses qui sont comme le moyen terme historique, non-seulement par leur situation géographique mais encore par leur religion, leurs mœurs, leurs sciences et leurs arts.

Quoique les communications de toute nature n'aient jamais été interrompues depuis l'antiquité entre les peuples de l'Asie occidentale et ceux de l'Asie orientale, il est certain, cependant, que tout le développement intellectuel, commercial et civilisateur d'où est né le progrès des sciences et des arts, et spécialement de ceux qui nous intéressent ici, s'est exercé uniquement dans le périple de la Méditerranée, d'où il devait plus tard rayonner dans tout l'univers.

Les Indiens et les Chinois ont eu une influence plutôt passive qu'active sur ce progrès; ils ont plutôt travaillé en dehors que contribué à l'avancement : ils ont peu reçu peut-être, mais ils ont encore plus reçu qu'ils n'ont donné. Les sciences médicales étaient d'ailleurs très-avancées en Occident quand elles sont nées, pour ainsi dire, dans l'Inde et dans la Chine, où elles n'ont fait du reste que très-peu de progrès jusqu'à des temps relativement modernes.

Les recherches de l'érudition la plus judicieuse et l'étude philosophique du développement de l'humanité font ressortir, en pleine lumière, cette vérité contre les idées systématiques et le parti-pris irréligieux qui ont régné trop longtemps et règnent encore en beaucoup d'esprits. Il y a bien du temps, cependant, que tout savant qui se respecte a fait justice de ces œuvres anonymes d'histrionisme philosophique et de jonglerie scientifique, que le roi des sophistes modernes avait l'impudence d'intituler : *Philosophie de l'histoire*, et *Dictionnaire philosophique.*

On peut, sans préjudice pour l'enchaînement historique des institutions médicales, négliger les peuples de l'extrême et moyenne Asie. Nous nous bornerons donc à l'étude des *Institutions médicales* chez les Egyptiens, les Chaldéens et les Hébreux, avant d'aborder celles des Grecs, des Romains et des Gaulois nos ancêtres. C'est de là que nous devons réellement partir pour arriver par les étapes successives, accomplies, d'un côté, à travers toute l'Asie, et de l'autre, autour des rivages de la Méditerrannée, jusqu'à nos jours et dans notre patrie.

Malgré les ténèbres qui environnent l'invention des arts aussi bien que l'origine des peuples, il est permis de croire, avec beaucoup d'érudits, depuis les historiens Hérodote, Diodore, et Pline le naturaliste (1), jusqu'à Bossuet (2), que l'Egypte primitive fut le berceau de la médecine. Il semble avéré par les rares traditions ou légendes subsistantes des premières dynasties pharaoniques (3), que cet art social par excellence fut plus anciennement et plus savamment cultivé chez les Egyptiens, *les plus sages et les plus reconnaissants des hommes*, que chez aucun autre peuple, soit à cause de leur haute antiquité, soit à cause de la prééminence à la fois religieuse, politique, scientifique, administrative de

---

(1) Pline : *Histoire naturelle*. Liv. VII, ch. 56.

(2) Bossuet : *Discours sur l'histoire universelle*, 3me partie, ch. 3.

(3) M. G. Maspéro : *Histoire ancienne des peuples de l'Orient*, ch. II, p. 56-78-61-81. Têta, fils de Ména, premier roi de la Ire dynastie, (thinite) commença la construction du palais royal de Memphis. *Il étudia la médecine, et composa des livres anatomiques*...... *Hesepti*, 5e roi de la Ire dynastie, était célèbre dans les annales religieuses et littéraires de l'Egypte. Certains textes mystiques, entre autres le chap. LIV du *Livre des Morts*, passaient pour avoir été découverts « dans les jours de ce prince ». Un des traités de médecine, contenus au *Papyrus médical* de Berlin, avait été trouvé en écriture antique dans un coffret à livres, aux pieds du Dieu Anoup. (Anubis), *de Sekkem*, dans les jours de la sainteté du roi des deux Egyptes, (*Hesepti*) le véridique.... *Send*, 5e roi de la IIe dynastie, (thinite) était encore vénéré à l'époque grecque. Il fit terminer le traité de médecine trouvé à Sekkem sous Hesepti .... *Neb-Ka* ou *Tosorthros*, 2e roi de la IIIe dynastie (memphite,...) médecin, comme *Têta*, avait composé des traités qui existaient encore aux premiers siècles de l'ère chrétienne; aussi les Grecs l'avaient-ils identifié avec leur dieu Esculape, (*Asclepios*) l'*Imhotep* des Egyptiens. Le manuscrit qui nous a conservé le traité médical *d'Hesepti*, terminé par *Send*, remonte seulement à la XIXe dynastie; il est assez probable que l'ouvrage avait dû se modifier depuis les jours du roi *Send*, à mesure que la science faisait des progrès. Tel qu'il nous est parvenu, il renferme un grand nombre de recettes qui remontaient à un temps immémorial. L'ancienneté de son origine le maintenait en grand honneur dans les écoles, et il faisait sans doute partie de cette bibliothèque médicale du temple d'*Imhotep* à Memphis, qui existait encore au temps des empereurs romains et fournissait des remèdes aux médecins grecs. Birch a, le premier, signalé en 1871, un autre *Papyrus médical*, portant le nom de Chéops (Khouwou), qui remonterait à ce premier roi de la IVe dynastie (memphite).

la classe des prêtres parmi eux, soit, enfin, à cause de leur législation, dont faisaient partie l'hygiène publique et privée, l'enseignement médical professionnel, la police sanitaire, la prophylaxie des épidémies et des endémies, la réglementation de toutes les institutions qui peuvent intéresser la médecine, la conservation des individus et les progrès de la population.

Elle réglementait donc les mariages, les rapports conjugaux, le choix des alliances, l'éducation rude et nationale des enfants, le célibat religieux, la prostitution, les aliments permis et défendus, les prescriptions et soins de propreté, les opérations et cérémonies de l'embaumement des morts ou de la préparation des *momies*, actes religieux et mesures préservatrices de la peste, etc.

Les Egyptiens, mus par un sentiment de religieuse gratitude, rapportaient à leurs grands Dieux, Osiris, Isis, Anubis, Thoth, etc., l'origine de la médecine, des inventions secourables et des remèdes qui s'y rattachent. Thoth, appelé aussi le grand Hermès ou Mercure *Trismégiste* par les Grecs, soit à cause des trois noms divins qu'il portait, soit à cause de sa triple qualité de roi, de sage et de prophète, n'est, d'après Jablonski et bien d'autres savants, qu'un fantôme mythologique inventé par les anciens alchimistes, pour accréditer, par le prestige d'une antiquité fabuleuse, leur science prétendue *hermétique*, fondée sur les livres qui lui étaient attribués; mais il est regardé par certains auteurs comme un personnage divin qui a bien réellement existé; selon d'Herbelot, Hermès avait encore reçu le nom de Mok-Hallès-Abaschar qui signifie *Sauveur des hommes*.

« Le premier de tous les peuples où l'on voit des bibliothèques, dit Bossuet, est celui d'Egypte. Le titre qu'on leur donnait inspirait l'envie d'y entrer et d'en posséder les secrets. On les appelait : « *le trésor des remèdes de l'âme* » ou « *l'officine médicinale de l'âme* » (1).

---

(1) Diodore de Sicile, traduction du Dr Hoëfer : *Bibliothèque historique;* liv. I, sect. II, § 49.

Dès les premiers temps de la VIe dynastie (memphite), l'Egypte possédait non-seulement une littérature, mais une littérature assez considérable déjà pour remplir des bibliothèques de *papyrus*, et assez importante pour qu'un des grands fonctionnaires de la Cour, dont le tombeau existe à Gizeh, fût attaché à la *conservation* de la bibliothèque royale sous le titre de *Gouverneur de la maison des livres*. Le fond de cette bibliothèque royale devait se composer sans doute d'ouvrages anciens, datés de Ména (1), et d'ouvrages contemporains, d'ouvrages religieux, de chapitres du *Livre des morts*, copiés d'après les textes authentiques conservés dans les temples, *de traités scientifiques sur la géométrie, la médecine et l'astronomie*, de livres historiques..., peut-être aussi de quelques romans (2).

Rien n'est plus connu dans l'ancienne littérature que les écrits réunis sous la dénomination commune de *Livres hermétiques*; ils sont écrits en grec pour la plupart, on ne sait quand et moins encore par qui. Ceux qui les écrivirent en cette langue déclarent les avoir traduits de textes antiques en écritures sacrées égyptiennes. Un examen attentif y fait reconnaître des idées étrangères, nées de sectes postérieures, qui furent interpolées dans le texte primitif,

(1) M. de Saulcy a pris date, dans la séance du 7 avril 1876, de l'Académie des Inscriptions et Belles-Lettres, pour un mémoire de M. Chabas, à propos d'une découverte chronologique très-importante faite par cet égyptologue dans le *Manuscrit médical* d'Ebers, dont il sera parlé plus loin. Il y a trouvé la date du 9e *épiphi* de l'an 9e du règne de *Mencherès*, le *Mycérinus* des Grecs, constructeur de l'une des trois grandes pyramides de Gizeh, comme correspondante au *lever héliaque de Sirius*, ou à une *grande période sothiaque*. Cette date, parfaitement avérée, tombe dans l'intervalle écoulé entre l'an 3010 et l'an 3007 avant notre ère. Au-delà du XXXe siècle, les calculs de Léon l'Africain mettent un intervalle de 937 ans entre la 1re année de Ména et la 9e année de Mencherès. C'est donc dans cet intervalle que furent construites les grandes pyramides et celles moins considérables des premières dynasties. Ainsi *Ménès* ou *Ména* date bien du XXXXe siècle avant notre ère.

(2) M. G. Maspero : *Hist. anc. des peuples de l'Orient;* ch. II, p. 76-7.

comme pour leur donner quelque crédit, à la faveur de cette origine supposée. Mais les interpolations ne doivent pas les faire absolument rejeter ; Champollion le jeune les avait étudiés à fond, et il avait déclaré que ces livres renferment réellement une masse de traditions purement égyptiennes et constamment d'accord avec les monuments les plus authentiques de l'Egypte (1).

Suivant Clément d'Alexandrie : « il y a en tout quarante-deux livres principaux d'Hermès, dont trente-six, où est exposée toute la philosophie des Egyptiens, sont appris par des prêtres de diverses classes ; les six autres livres sont étudiés par les pastophores (prêtres-médecins), comme appartenant à l'art de guérir, et ces livres parlent en effet de la construction du corps humain, de ses maladies, des instruments et des médicaments, des yeux, enfin des maladies des femmes (2). »

Qu'ils fussent authentiques ou apocryphes, les originaux égyptiens des livres hermétiques, s'ils avaient jamais existé, semblaient à jamais perdus. Tous les efforts tentés pour en rechercher les sources avaient échoué, lorsque, il y a quelques mois, une bonne fortune inespérée a fait tomber entre les mains du docteur Ebers, égyptologue anglais, un manuscrit très-ancien d'un des *livres de la médecine hermétique*, précisément des plus précieux et des plus intéressants à notre point de vue. Ce manuscrit avait été découvert, il y a quelques années, au milieu des restes d'une momie, par un Arabe, et à sa mort il fut offert au docteur Ebers qui s'empressa d'en faire l'acquisition à prix d'or. C'est un traité général de thérapeutique médicale, comme l'indique clairement son titre, déchiffré par MM. Ebers

---

(1) Vr Ls Ménars : *Hermès Trismégiste*, traduction complète, précédée d'une *Etude sur l'origine des livres hermétiques* (ouvrage couronné pa l'Institut); Paris, Didier, 1866, in-8°.

(2) Champollion-Figeac : *Univers pittoresque : Egypte ancienne*, p. 137-139.

et Chabas : « *Recueil des remèdes contre les maladies.* » Une partie seulement du document a été d'abord déchiffré par M. Ebers, y compris les titres de différents chapitres tels que : « *Le livre secret des médecins. — La science des battements du cœur. — La connaissance du cœur d'après l'enseignement du prêtre physicien Nebseeht. — Médecine pour alléger l'accumulation de l'urine et la plénitude de l'abdomen.* »

Depuis lors, M. Chabas en a fait présenter par M. Ad. de Longpérier, à l'Académie des Inscriptions et Belles-Lettres, une analyse complète qui confirme toutes les premières conclusions du docteur Ebers (1). Si ce document ne peut apporter quelque lumière nouvelle sur le point douteux de l'existence réelle ou prétendue d'Hermès, ce fait même qu'un fragment authentique de la science maintenant perdue des anciens Egyptiens a été retrouvé, est d'une grande importance scientifique. N'est-il pas réellement intéressant, en effet, de pouvoir comparer désormais ces témoignages positifs de la science médicale égyptienne avec les traités de

(1) D'après le journal médical anglais « *The Lancet* » qui racontait le premier cette heureuse trouvaille dans le courant de 1875, ce manuscrit consiste en une seule feuille de papyrus, d'environ 60 pieds anglais) de long et dont les caractères sont tracés en noir et en rouge. Ce magnifique papyrus, sans lacune, contenant 110 pages, en caractères hiératiques, est, après le célèbre manuscrit Harris, le plus considérable qui nous soit parvenu. MM. Ebers et Chabas, à en juger par les caractères, et s'appuyant sur des considérations sérieuses, présument que la date de ce manuscrit peut se placer 1,500 ans environ avant J.-C. Ils le croient donc contemporain de la XVIIIe dynastie, ce qui lui donnerait une antiquité de 3,300 ans, et s'il a été écrit dans la première moitié du siècle, il aurait été également contemporain de la première période pendant laquelle Moïse résida à la Cour du Pharaon. (*Journal officiel :* n[o] des 3 janvier et 1er février 1876.) On lira encore avec intérêt, à propos de la découverte et de l'analyse de ce manuscrit, qui a été publié en entier récemment, l'article du Père Ledrain, de l'Oratoire, intitulé : *Un grand seigneur féodal dans la moyenne Egypte, dix siècles environ avant Moïse;* dans *le Contemporain*, n[o] d'avril 1876.

médecine des anciens Grecs ? N'est-ce pas une preuve directe et désormais sans réplique du haut degré de développement scientifique que les Egyptiens avaient acquis à une période très-primitive de leur histoire ?

Il n'est pas moins curieux de constater avec quelle facilité relative les égyptologues parviennent à expliquer les nombreux termes techniques de ce texte hiératique, à l'aide duquel il est permis de se faire une idée plus exacte que jusqu'ici des doctrines médicales des mêmes Egyptiens.

Espérons qu'une fois entrée dans la voie des découvertes des ouvrages hermétiques, la science est appelée à en faire de nouvelles et à reconstituer plus ou moins complétement un jour la collection de ces œuvres attribuées à des révélations divines et qui durent composer non-seulement les livres sacrés, mais encore l'encyclopédie scientifique et la législation de ces peuples.

C'était sans doute de ces livres spécialement relatifs à la médecine que s'inspirait la classe privilégiée des prêtres qui seuls avaient le droit et le devoir d'exercer les diverses fonctions de la médecine, regardée comme une des attributions essentielles du sacerdoce. C'était là qu'ils puisaient toutes leurs connaissances théoriques et pratiques sur toutes les branches de l'art médical, mais aussi toutes les aberrations de leur mysticisme, de leur magie et de leur mythologie zoomorphique et matérialiste.

Ces prêtres-médecins, quelquefois instruits, le plus souvent imbus de croyances et de rêveries superstitieuses et extravagantes, se nommaient *pastophores*, car une de leurs fonctions était de porter les arches ou coffres qui renfermaient les mystères de leur religion, les objets et les instruments des sciences occultes, dont la divination, la médecine et la chimie faisaient partie (1).

---

(1) L'Egypte paraît avoir été le lieu de naissance de la chimie aussi bien que de la médecine ; car suivant Plutarque (*Isis et Osiris*), dans le langage sacré des prêtres le pays était appelé « *Chimia,* » ce qui signifie

On sait, par les historiens anciens, comme par l'histoire étudiée aujourd'hui d'après les monuments de tout genre, que les prêtres égyptiens étaient mêlés de très-près et constamment à tous les événements généraux et particuliers de l'histoire du pays, à tous les intérêts sociaux, moraux et matériels autant qu'aux intérêts religieux des individus et de la nation dont ils étaient eux-mêmes les annalistes et les historiens *(scribes)*. Ils dominaient et gouvernaient despotiquement les Pharaons eux-mêmes dans leurs moindres actions, dans les plus minutieux détails de leur vie, de leur régime alimentaire et hygiénique, et se constituaient encore juges de leur mémoire après leur mort. Ainsi, les rois d'Egypte, soumis à la surveillance de leurs médecins, ne pouvaient user que dans une certaine mesure des aliments et des boissons servis à leurs repas.

Les *pastophores* étaient chargés d'enseigner la médecine, dans les temples, suivant les systèmes classiques et les rituels de pratiques consacrées, aux jeunes adeptes de leur caste destinés à cette profession héréditaire dans certaines familles; ils se partageaient en divers ordres hiérarchiquement constitués.

Il était d'usage qu'ils ne visitassent le malade que le cinquième jour après le début de la maladie ; cette coutume, peu humaine en elle-même, reposait sur un fait d'observation qui semblait l'excuser, savoir que, bien souvent

---

d'après Bochart, « *connaissance cachée ou secrète.* » Actuellement il est encore appelé par les Coptes « *la terre de Kémi.* » Lindas a prétendu que cet art avait été introduit en Europe par les Argonautes qui avaient fait voile vers la Colchide pour en apporter « *la Toison-d'Or.* » Les habitants de ce pays, suivant Hérodote, étaient une colonie égyptienne, et Lindas suppose que la Toison-d'Or était un livre sur peau de mouton enseignant *l'art de faire de l'or* par la chimie. La date de l'expédition des Argonautes, que la plupart des chronographes placent 1,250 ans avant J. C., serait postérieure de 300 ans à celle du manuscrit du docteur Ebers.

dans les maladies aiguës, le mal cesse spontanément du quatrième au cinquième jour (1).

La loi réglait la composition aussi bien que la préparation et l'emploi des médicaments. Les médicaments indiqués dans le *Papyrus médical* de Berlin, — un des plus complets que l'on possédait avant le *Papyrus* d'Ebers, — sont de quatre sortes : pommades, potions, cataplasmes et clystères. Ils sont *polypharmaques*, c'est-à-dire composés chacun d'un assez grand nombre de substances empruntées à tous les règnes de la nature.

« La médecine est si sagement distribuée en Egypte, dit Hérodote, qu'un médecin ne s'occupe que d'une seule espèce de maladie et non de plusieurs. Tout y est plein de médecins. Les uns sont pour les yeux, les autres pour la tête, ceux-ci pour les dents, ceux-là pour les maladies de l'abdomen et des parties voisines ; d'autres, enfin, pour les affections internes. »

Il ne paraît pas, toutefois, que cette division ait été aussi absolue que l'historien grec a bien voulu le dire. Le même individu pouvait traiter toutes les maladies en général ; seulement, pour les maux d'yeux et pour quelques autres affections, il y avait des médecins spéciaux qui étaient désignés, et auxquels on recourait de préférence aux praticiens ordinaires. Si leur nombre paraissait considérable à Hérodote, cela tenait à la constitution médicale d'un pays dont le climat est naturellement salubre, mais où les ophtalmies, l'hématurie et les maladies intestinales, par exemple, sont, encore aujourd'hui, plus fréquentes qu'en Europe.

« Voici quel est leur régime, dit encore Hérodote ; ils se purgent tous les mois pendant trois jours consécutifs, et ils ont grand soin d'entretenir et de conserver leur santé par des vomitifs et des clystères, persuadés que

(1) Dr Theoph. Blondin, *Œuvres de G. T. Stahl*, traduites et commentées, tome IV : *Etudes historiques sur la pathologie médicale*, p. XV.

toutes les maladies de l'homme viennent de l'excès des aliments ingérés : d'ailleurs, après les Lybiens, il n'y a point d'hommes si sains et d'un meilleur tempérament que les Egyptiens. Je crois qu'il faut attribuer cet avantage aux saisons, qui ne varient jamais en ce pays; car ce sont les variations dans l'air, et surtout celles des saisons, qui occasionnent les maladies (1). »

« Dans les expéditions militaires et dans les voyages, — raconte à son tour Diodore, après avoir répété ces détails, — tout le monde est soigné gratuitement, car les médecins sont entretenus aux frais de l'Etat. Ils établissent le traitement des malades d'après des préceptes écrits, rédigés et transmis par un grand nombre d'anciens médecins célèbres. Si, en suivant les préceptes du livre sacré, ils ne parviennent pas à sauver les malades, ils sont déclarés innocents et exempts de tout reproche; si, au contraire, ils agissent contrairement aux préceptes écrits, ils peuvent être accusés et condamnés à mort, le législateur ayant pensé que peu de gens trouveraient une méthode curative meilleure que celle observée depuis longtemps et établie par les meilleurs hommes de l'art (2). » Cette loi, qui obligeait les médecins à suivre servilement la voie tracée par leurs prédécesseurs, était irrationnelle autant que défavorable à l'avancement de l'art médical; elle devait entraver tout progrès en réprimant toute initiative. Il faudrait voir, dans sa rigueur à condamner toute innovation, une nouvelle preuve de cet esprit de tradition et d'inflexible régularité qui avait fait imaginer en Egypte des prescriptions immuables pour les nécessités les plus mobiles des sociétés humaines.

Il est permis toutefois de présumer, d'après les découvertes faites dans les écrits médicaux signalés plus haut, qu'on

---

(1) Hérodote : *Histoire*, traduction de Larcher, liv. II, § 84, 77.

(2) Diodore de Sicile : *Bibliothique historique*, traduction du Dr Ferd. Hoëfer. Liv. I, § 82.

dut, avec le temps, se départir de ces règlements rigides, que l'art dut s'affranchir de ces chaînes étroites, et que la science médicale n'échappa pas moins que la religion égyptienne, en dépit de sa stabilité apparente, à ce mouvement qui renouvelle, modifie et transforme toutes choses au sein des civilisations. Avec la sévérité du régime hygiénique et alimentaire, avec les habitudes sanitaires, imposées généralement à toute la nation et particulièrement à chacune des classes qui la composaient, et aux habitants de chaque région, sous un climat constamment égal et salubre, il est d'ailleurs possible qu'il y eût en Egypte plus d'uniformité, moins de variations dans la série annuelle des phénomènes physiques et des faits physiologiques; partant il y avait probablement plus de fixité dans l'état de la santé publique qu'il n'en peut exister dans nos contrées, où les constitutions médicales saisonnières et les importations morbides rendent si variable l'état annuel des populations.

Les variétés et la fréquence proportionnelle des maladies ordinaires pouvaient donc être approximativement connues. L'ordre sacerdotal, qui avait sous sa main le collége des médecins comme les autres rouages administratifs, pouvait déterminer avec une suffisante certitude le nombre des médecins à admettre chaque année et régler leur répartition dans les divers services civils et militaires, dans les postes officiels de tout ordre, peut-être même fixer le nombre et la répartition des accoucheuses qui, sans doute, devaient également en dépendre, et qui y exerçaient exclusivement l'art obstétrical (1).

Il y avait, outre les médecins ordinaires au service du public, des médecins en titre attachés à la personne du roi, et à celles des grands dignitaires de l'Etat; ainsi, par exemple, nous lisons dans la *Genèse* que « *Joseph voyant son père expiré... commanda aux médecins qu'il avait à son service d'embaumer le corps de son père.*

(1) *Exode*, chap. I, v. 15 seq.

Et ils exécutèrent l'ordre qu'il leur avait donné (en l'oignant de substances aromatiques pendant trente jours, puis ils le mirent tremper dans le sel et dans le natron), ce qui dura (encore) quarante jours, parce que c'était la coutume d'employer ce temps pour embaumer les corps morts (1). »

De toutes les prescriptions, de toutes les institutions protectrices, fruit si précieux de cette sollicitude attentive qui caractérisa, dans le temps de sa splendeur, l'administration publique de l'Egypte, il en est une que nous devons surtout admirer en raison de son importance sans égale ; elle démontre, par son objet comme par ses moyens, cette constante alliance entre la médecine et la religion, enseignées l'une et l'autre dans les temples, par les prêtres de l'Egypte. Nous voulons parler des *momies*, de la *momification des corps morts*, institution à la fois politique et religieuse, et, en résumé, précepte éclairé d'hygiène publique, de prophylaxie sociale, sanctionné par l'autorité divine, sanctifié par le concours de la religion, justifié par la merveilleuse salubrité du pays arrosé par le Nil, tant qu'elle y fut en vigueur, pour neutraliser les causes pestilentielles résultant de ses inondations périodiques.

M. G. Maspero a dernièrement consacré au *Rituel de l'embaumement*, qu'il ne faut pas confondre avec le *Livre des morts*, ou *Rituel funéraire*, suivant M. E. de Rougé, un mémoire dans lequel il s'attache à pénétrer le sens symbolique des actes nombreux qui concouraient à la momification ; il y trouve l'occasion de signaler les principales croyances des Egyptiens sur les *péripéties de la vie ultraterrestre*, terminées par la *justification* du défunt et sa *réincarnation*.

« L'être le plus étrange, en effet, qu'ait jamais produit aucune civilisation, *la Momie*, est l'expression de la croyance de tout un peuple. S'il prit tant de soin pour

---

(1) *Genèse*, chap. L, v. 2-3. Traduction de Carrières, avec commentaires de Ménochius.

conserver les corps des plus vieux morts d'entre les morts, avant même qu'Abraham ne fût né, c'est que ce peuple, des premiers-nés du monde, croyait à la résurrection et à l'immortalité (1). Dans ce pays, dominé par une aristocratie de fonctionnaires et de scribes, chez ce peuple qui, plus que tout autre, était imbu de la supériorité de celui qui sait et qui pense, sur la foule toute préoccupée d'intérêts vulgaires, l'égalité était loin de régner, même après la vie. » On distinguait trois classes de momification, décrites du reste par Hérodote, (2) avant que nos égyptologues ne fussent venus traduire les papyrus hiératiques qui en rappellent les longues opérations et le minutieux cérémonial; car, en même temps que *l'art savant des préparateurs de momies*, la *liturgie* s'emparait des cadavres des défunts de divers ordres.

L'histoire monumentale nous apprend que sous *Semempsès?* septième et avant-dernier roi de la première dynastie, une peste terrible ravagea l'Egypte; qu'à la suite de ce désastre, de grands crimes furent commis et des révoltes éclatèrent, qui amenèrent bientôt la chute de cette première dynastie. (Maspéro : *Ouv. cité*, ch. II.)

D'autre part, Elien nous a transmis la renommée de l'Egyptien Iachus, dont la mémoire était célèbre dans sa patrie par les services qu'il avait rendus par sa science profonde en médecine et le succès avec lequel il avait combattu et arrêté de meurtrières épidémies.

Il est à présumer que les causes naturelles de ces épidémies en quelque sorte périodiques et liées aux inondations du Nil dans les plaines de la Basse-Egypte, s'étant révélées par l'observation à l'administration publique du pays, celle-ci y opposa résolument une mesure radicale;

---

(1) Voir, à ce propos, dans le *Contemporain*, n° de janvier 1876, une remarquable et pénétrante *Etude sur l'ancienne Egypte : la Momie*, par le Père Ledrain, de l'Oratoire.

(2) Hérodote. *Histoire*, liv. II, ch. 86 et suiv., trad. Larcher.

elle tarit la source de cette pestilence annuelle, en prévenant la putréfaction des matières animales après le retrait des eaux, en prescrivant leur embaumement avec des substances aromatiques et antiseptiques, abondantes dans cette région ; et associant habilement ce précepte prophylactique à des idées de patrie et de famille, elle créa ce respect, ce culte des ancêtres, qui fut aussi une des croyances les plus salutaires et les plus morales de la sage Egypte. Désormais, délivrée par la *momification* du fléau toujours menaçant de la peste, il lui restait et son climat sans pluie et sans nuage, et les plus saines productions, et l'eau la plus salubre de l'univers.

Si la peste fut inconnue à l'antique Egypte durant une longue série de siècles, si, d'autre part, l'histoire des grandes épidémies, depuis le VIe siècle de l'ère chrétienne jusqu'à la fin du XVIIIe, est unanime à constater que toutes les véritables pestes qui ont ravagé l'Orient et l'Occident sont venues d'Egypte, que l'Egypte a, dès lors, été considérée comme le pays natal et classique de la peste, que s'est-il passé, quelle transformation du climat ou de l'état sanitaire de la population s'est opérée, pour qu'à partir du VIe siècle, un fléau si meurtrier ait succédé presque annuellement à la salubrité perpétuelle dont toute l'antiquité nous a rendu témoignagne? C'est que, depuis ce même siècle, l'usage et l'obligation de momifier les morts ont cessé, par suite de causes très-diverses et de circonstances historiques qu'il n'y a pas lieu de développer ici.

L'année 543 est la date de la première peste à bubon, bien décrite, que l'Egypte donna au monde (2). Elle dépeupla l'Europe et le monde alors connu, pendant un demi-siècle, et, à partir de ce moment, elle y fit pendant mille ans les plus grands ravages, à des intervalles plus ou moins

---

(2) Procope : *De bello persico*, liv. VI, ch. 23. — Evagrius : *Histoire ecclés.*, liv. IV, chap. 29.

réguliers, comme le choléra aujourd'hui. L'Egypte, son foyer originaire, en éprouva tous les ans, jusque vers 1843 qu'elle a commencé à s'y éteindre, grâce à la sévérité des mesures prises pour la prévenir ou la combattre, les effets plus ou moins meurtriers, plus ou moins dangereux pour les contrées voisines.

L'ingénieuse opinion que nous venons d'exposer à propos de l'origine de la momification en Egypte a été d'abord émise par le docteur Pariset; elle a été acceptée généralement, quoique les motifs profonds d'hygiène et de morale par lesquels il l'expliquait aient été contestés par des médecins anti-contagionistes. Suivant eux, « il n'y a pas lieu de croire que la coutume d'embaumer les corps comme en Egypte ou de les brûler comme en Grèce fût dictée par des raisons de salubrité publique (1). »

Si l'on pouvait douter encore de l'esprit qui avait inspiré cette coutume, il suffirait de rappeler que bien d'autres mesures hygiéniques propres à préserver des maladies épidémiques et contagieuses avaient une large place dans la législation égyptienne ; le nombre des médecins préposés à ce service public était considérable ; une police sévère se combinait avec l'exercice de la médecine pour combattre l'influence de certaines conditions pathogéniques (2).

---

(1) Voir, par ex. dans *la Gironde*, n° du 27 avril 1867; *Causerie médicale* du docteur Smith, sur l'opuscule du docteur Ferrier, médecin à Pauillac (Lazaret de Bordeaux) : *Des lazarets, des quarantaines... et de la commission internationale pour l'organisation d'un service sanitaire en Orient.*

(2) L'habitude d'embaumer les corps, de les mettre pour la plupart indéfiniment à l'abri de la corruption, — nous avons des momies intactes depuis 4,000 ans — de les conserver dans les habitations au sein des familles, ou de les déposer dans les nécropoles et les hypogées, creusés dans les rochers des chaînes arabique et lybique, réunissait, quoi qu'on en ait pu dire, bien plus d'avantages que l'*inhumation*. Elle se conciliait, d'ailleurs facilement avec le respect et le culte des ancêtres et des morts; cette seconde religion des peuples primitifs. Chez les Hébreux, qui pous-

On entretenait avec soin les canaux du Nil, et l'on procurait constamment à ses eaux un écoulement facile et régulier ; elles ne croupissaient jamais, comme il est arrivé depuis, par l'incroyable incurie des Turcs et des Arabes. Ce qui prouve les précautions qu'on prenait pour entretenir la salubrité de l'air, c'est que les prêtres-médecins ordonnaient tous les jours des fumigations générales avec des substances aromatiques. Aussitôt qu'on soupçonnait l'apparition d'une maladie pestilentielle, on allumait des feux qu'on distribuait d'après des règles fixes et qui nous sont inconnues aujourd'hui, quoique, à bien des reprises et jusque de nos jours, empruntant à la prophylaxie sanitaire des Egyptiens les méthodes de purification de l'atmosphère, on ait recouru à des moyens analogues dans certaines grandes épidémies de peste ou de choléra.

---

saient jusqu'au scrupule l'observance des traditions nationales pour l'inhumation des morts, et qui avaient en abomination la plupart des coutumes étrangères et des mœurs des Egyptiens, non-seulement Joseph fit embaumer le corps de Jacob, à la mode égyptienne, avant la promulgation de la législation mosaïque, mais, sous l'empire même de ces lois, la *Bible* nous apprend que les corps de quelques rois d'Israël et de Juda furent également embaumés et conservés à l'abri de la corruption dans leurs tombeaux, quoique non complétement momifiés. Si l'on fait abstraction des idées et des croyances païennes sur la *métempsychose* et les *réincarnations* qui étaient propres aux Egyptiens, nous ne trouvons dans le Christianisme et sa liturgie funéraire aucune condamnation formelle de l'embaumement des morts ; au contraire, nous le voyons autorisé de tout temps et mis en usage, aussi bien pour la conservation des dépouilles mortelles de grands personnages ecclésiastiques que des riches laïques et des princes de tous pays. Il n'en est pas de même de la *combustion* des corps, que de prétendus hygiénistes, non contents de décréter la *déportation des morts*, pour en faire perdre tout à fait le respect aux vivants, voudraient renouveler des Grecs et des Romains, avec tous les raffinements de la science actuelle, sous un prétexte illusoire de bien public et de préservation constante des épidémies. Nous aurons à revenir bientôt sur la question de la *Crémation*, — que Mgr Catteston déclarait, dans une conférence récente à Westminster, absolument contraire à la loi divine : question pleine d'actualité, à laquelle nous ramène le souvenir de la momification égyptienne examinée au point de vue de l'hygiène sociale.

Toutes les fonctions individuelles et sociales étaient, en quelque sorte, réglées par des lois spéciales; les fonctions génésiques elles-mêmes avaient des époques fixes et déterminées, que nous trouvons également spécifiées par les livres sacrés chez les autres peuples anciens de l'Orient. L'observation scrupuleuse de la diététique nationale était, pour tous les Egyptiens sans exception, un rigoureux devoir, et dont un bien petit nombre s'écartaient; c'est, sans doute, ce qui les a fait regarder tous comme des médecins, ainsi qu'on peut s'en assurer en consultant les auteurs anciens. C'était plutôt par des habitudes de tempérance et de sobriété, par l'usage fréquent des bains, de frictions et d'onctions diverses, que par des exercices corporels, susceptibles de procurer seulement une force passagère, qu'ils pensaient maintenir en jeu leur vigueur et leur activité.

L'éducation physique des enfants avait principalement pour but de les accoutumer à la fatigue, à la sobriété, à supporter toutes les intempéries et les plus rudes travaux militaires, agricoles et industriels; aussi ne marchaient-ils que pieds nus et tête découverte, et ne vivaient-ils que de racines, de fruits, et de la moelle desséchée de papyrus. Suivant Diodore de Sicile, l'éducation d'un garçon jusqu'à l'adolescence ne coûtait pas plus de vingt drachmes. Les lois nationales, bien loin d'autoriser ou de tolérer même l'infanticide et l'exposition des enfants, deux crimes que nous avons vus communs et presque couverts par les lois chez la plupart des anciens peuples, hors les Egyptiens et les Hébreux, protégeaient tout particulièrement les enfants jusque dans le sein des mères, si fécondes en cette terre féconde d'Egypte; aussi les femmes enceintes, convaincues d'un crime capital, étaient-elles sauvegardées par leur grossesse avérée; elles n'étaient jugées et condamnées qu'après l'accouchement, afin que l'enfant, innocent espoir des générations futures, fût arraché à la fois à l'infamie et à la mort de la mère coupable (1). D'après le chapitre CXXV

(1) Champollion-Figeac : *Univers Pittoresque; Egypte ancienne*, p. 40.

du *Livre des Morts*, recueil de prières et de formules à l'usage des défunts, dont chaque momie emportait un exemplaire dans l'autre monde, l'âme, amenée au tribunal d'Osiris et plaidant sa cause devant les quarante-deux membres du jury infernal, prononçait, entre autres, cette formule de confession négative, pour sa justification : « Je n'ai pas enlevé le lait de la bouche des nourrissons (1). »

L'objet le plus sérieux de la vie de la grande dame égyptienne, de la femme égyptienne en général, c'était donc la maternité. Par tous les moyens possibles, par des herbes comme par des paroles magiques et par des charmes, surtout par des bains journaliers dans le Nil, comme la fille du Pharaon, et par la boisson des eaux de ce fleuve, réputées de tout temps les plus pures et les plus capables de rendre les femmes fécondes, elle cherchait à être mère, à peupler la maison de son époux et seigneur (2).

Pline aurait pu supprimer la fable de ces enfants égorgés, dont on recueillait le sang pour baigner le corps des Pharaons atteints de lèpre ou d'éléphantiasis, que les Egyptiens aussi bien que les Hébreux, les Perses, les Indiens, considéraient comme les plus terribles maladies envoyées par leurs dieux aux hommes chargés de crimes. Ces atrocités ne sont pas vraisemblables, non plus que les sacrifices humains d'étrangers, d'esclaves, de jeunes filles immolées au dieu du Nil, pour obtenir une crue régulière ; il n'y a plus lieu de justifier sur ces diverses calomnies, même contre Voltaire, un peuple trop humain, et surtout trop instruit de la nature des maladies endémiques, pour mettre en usage des remèdes aussi horribles qu'inutiles.

Obéissant à des prescriptions d'une hygiène plus sévère encore que le reste de la nation, les prêtres égyptiens étaient astreints à des ablutions journalières et renouve-

---

(1) M. Maspéro : *Hist. anc. de l'Orient*, ch. I, p. 45.

(2) Le Père Ledrain : *Un grand seigneur féodal en Egypte, etc.* Ouv. cité.

lées au moins deux fois chaque nuit; ils se faisaient tondre tous les trois jours et ne laissaient croître leurs cheveux qu'en cas de deuil. C'est encore par un motif d'hygiène particulier, paraît-il, aux peuples sémitiques, qu'ils se faisaient circoncire, à l'exclusion des Egyptiens des autres classes, quoique la circoncision, au jugement de Champollion-Figeac, ait pu être primitivement une obligation légalement imposée à tous (1). Leurs vêtements ne pouvaient être de laine, matière impropre aux pays chauds et s'imprégnant trop facilement de germes morbides, mais de tissus de lin et de coton, et leurs chaussures étaient de papyrus. Leur nourriture se composait de végétaux et de viandes qui pouvaient être offerts dans les sacrifices. Les animaux solennellement reconnus purs, et non frappés d'interdit, étaient marqués avec de la *terre sigillée;* il y avait des livres qui traitaient de l'art de reconnaître les viandes saines et de bonne qualité, et des officiers spéciaux préposés à l'application du cachet qui devait les distinguer.

Quoiqu'il ait été soutenu, non sans quelque autorité, et d'après des témoignages anciens probablement, que « les prêtres, en Ethiopie comme en Egypte, étaient reclus et gardaient le célibat (2), » il est reconnu par les derniers historiens de l'Egypte que les prêtres n'y étaient pas obligés; que quelques-uns, il est vrai, pouvaient l'observer sans contrainte, mais qu'ils se mariaient en général (3), et que leurs enfants mâles étaient prêtres, suivant la loi d'hérédité professionnelle. Toutefois la monogamie, qui paraît avoir été la condition générale des familles égyptiennes primitives, et une continence plus ou moins austère furent toujours plus strictement observées par l'ordre des

(1) Diodore de Sicile : Liv. I, § 28. Hérodote : Liv. II, § 36.

(2) Voir par ex. : *Nature et virginité, considérations physiologiques sur le célibat religieux*, par le docteur Dufieux (1854), qui emprunte cette citation à Mgr Pavy, dans ses *Leçons sur le célibat.*

(3) *Genèse*, chap. XLI, v. 45 : « *Pharaon fit épouser à Joseph, Aseneth, fille de Putipharé, prêtre d'Héliopolis.* »

prêtres, conservateurs-nés de la loi commune, qui réglait l'état des familles libres et n'autorisait nullement la polygamie. Mais comme, dans la suite des temps, les rois de Perse profitèrent de la réponse servile des Mages à Cambyse : « que la loi, il est vrai, défendait à un simple particulier d'épouser sa sœur, mais que le prince placé au-dessus de la loi n'était pas tenu de lui obéir, » ainsi les rois d'Egypte se mirent de bonne heure au-dessus des sages dispositions qui devaient sauvegarder l'unité du mariage et perpétuer par des unions mélangées la vigueur des générations. On les vit dès lors donner du haut du trône le contagieux et funeste exemple de la polygamie et des unions incestueuses entre frères et sœurs, de la prostitution même, avec toutes leurs désastreuses conséquences.

La prostitution, pour n'être pas imposée formellement par quelque loi, que nous connaissions jusqu'ici, ne régnait pas moins en Egypte. Le Pharaon Chéops (Khouwou), premier roi de la IVe dynastie (memphite), suivant une tradition conservée par Hérodote qui en fait un tyran odieux, à bout de ressource et réduit à faire argent de tout, après avoir pressuré tous ses sujets pour construire la grande pyramide qui porte son nom, « vendait sa fille à tout venant. » Nitocris (*Nétaqrit*), la belle reine d'Egypte « aux joues de roses, » la courtisane Rhodopis des légendes grecques, sœur et femme du Pharaon *Mentésouphis*, de la VIe dynastie (éléphantine), auquel elle succéda, aurait également prostitué ses faveurs pour achever la construction de la troisième pyramide, commencée huit siècles auparavant par *Mycérinus* (*Menkéra*).

Je dirai, pour terminer, que chez les Egyptiens, comme chez tous les peuples primitifs et chez toutes les peuplades sauvages de l'univers encore aujourd'hui, les prêtres remplissaient en même temps les fonctions de médecins et de magiciens; non-seulement ils guérissaient les blessures et traitaient les maladies, mais ils interprétaient les songes, donnaient des charmes protecteurs ou vengeurs, etc.

Les formules magiques appartenaient exclusivement aux prêtres supérieurs, qui dédaignaient l'usage des médicaments ordinaires, abandonnés aux prêtres subalternes.

M. Maspéro a réuni, dans un mémoire récent, les renseignements fournis par divers papyrus traitant de *magie* (1). On y trouve la preuve que les pratiques de l'astrologie chaldéenne, de l'astrologie judiciaire et de la sorcellerie du moyen âge, ont vraisemblablement leurs sources dans les antiques superstitions de l'Egypte. Les *philtres*, les *incantations*, les *envoûtements*, les *nouements* d'*aiguillettes*, les *horoscopes*, les *maléfices* et *sortiléges*, les *évocations* au moyen de *formules toutes-puissantes*, *la divination* au moyen de *cartes divinatoires* ou de *tarots spéciaux*, — dont le *British-Museum* contient une curieuse collection de spécimens remontant à l'antiquité égyptienne ; — tout cela se rencontre dans les papyrus.

Par quelles sources inconnues, par quels détours ces pratiques de la magie sont-elles venues jusqu'à nous à travers ces âges, tandis que la science positive des vieux Egyptiens attendait jusqu'à notre siècle pour commencer à se révéler parmi nous? On ne sait; peut-être ne trouvera-t-on la clef de ce mystère historique que lorsqu'on aura déchiffré cette race — débris des antiques *sociétés kabyriques*, sphinx elle-même, comme le Sphinx des bords du Nil ou de l'Indus, d'où elle se dit sortie; — qui promène à travers le monde ses tribus vagabondes et ses mœurs immuables, toujours identique et toujours énigmatique sous ses divers noms de Sinti, dans Homère; de Sigynes, dans Hérodote; de Bohémiens, de Gypsies, de Gitanos, de Zingari, de Pharaohites ou de Tsiganes, dans l'ethnographie moderne.

(1) *Journal officiel*, n° du 14 déc. 1875 : *Compte-rendu de l'Acad. des Insc., etc.*; séance du 10 déc. 1875.

TROISIÈME ÉTUDE

COUP-D'ŒIL HISTORIQUE SUR LES INSTITUTIONS MÉDICALES DES CHALDÉENS ET DES HÉBREUX.

« C'est un des plus beaux spectacles offerts à la pensée humaine que d'entrevoir, au sein de la tradition primitive, un dépôt de lois et d'institutions conservatrices de la santé des peuples, un code prévoyant tous les besoins du corps, s'adaptant merveilleusement aux lois de la vie, et faisant marcher de front l'intégrité morale et physique de l'individu et de l'espèce. »

(Dr Francis DEVAY, *Hygiène comparée des principales religions*, in *Hygiène des Familles*, t. II, p. 336 (1846).

Près de deux mille ans avant notre ère, Abraham, le patriarche sémite, prédestiné par une vocation divine à fonder le peuple d'où devait naître le Sauveur du monde, sortait de la terre de Chaldée, fuyant sa patrie et sa famille, passait l'Euphrate et venait s'établir dans la terre de Chanaan, promise à sa postérité. Déjà la grande nation historique, tour à tour désignée par les noms de Chaldéens, de Babyloniens, d'Assyriens, et formée du mélange et de la fusion de tribus koushites, aryennes et touraniennes, avait parcouru tout un long cycle de développements et de révolutions, de grandeur et de décadence ; elle s'était élevée à l'apogée d'une civilisation énervante et raffinée ; elle se précipitait dans l'abîme de la dépravation morale et intellectuelle.

D'autres vieilles sociétés asiatiques, ses voisines plus ou moins proches, telles que celles de la Phénicie, de la Perse, de la Pentapole, de la Syrie, de la Lydie, avaient atteint un état non moins avancé de splendeur matérielle, de luxe et de corruption générale.

Des crimes de toute nature et contre nature, des abominations innommées et inouïes contre les lois divines et physiologiques qui doivent régir et conserver, jusque dans ses germes et ses espérances, l'espèce humaine aussi bien que les familles et les individus ; des attentats à la chasteté et à la légitime fécondité des unions conjugales, qui devaient appeler plus d'une fois sur les têtes des nations et des hommes coupables les flammes vengeresses ou les foudres de la justice céleste ; des mutilations, des dégradations abjectes, inventées par un despotisme jaloux et sensuel (1) ; la prostitution érigée en institution publique, et la promiscuité dévergondée, — cette double lèpre des sociétés anciennes aussi bien que des sociétés modernes obligées de pactiser avec elle, dans leur impuissance à la prévenir ou à la réprimer ; — voilà ce qui s'offre aux méditations et au jugement de quiconque est assez hardi pour sonder dans leurs profondeurs intimes, avec le *criterium* et le sang-froid du médecin-philosophe, les institutions sociales et les mœurs domestiques des souches génératrices de la vieille famille humaine.

Quelle histoire plus terrible et plus instructive que l'histoire de ces infamies, entraînant dans leur tourbillon dévo-

(1) La coutume de mutiler les hommes chargés de garder les *harems* des princes de l'Orient (car le nom d'*eunuques* ne vient que de ces fonctions) remonte à la plus haute antiquité. La *Bible* nous représente bien Joseph vendu par des marchands ismaélites à Putiphar, chef des eunuques de Pharaon ; toutefois il ne paraît pas, par les circonstances de ce fait, qu'il faille entendre ici autre chose qu'un fonctionnaire décoré d'un titre honorifique. Suivant une tradition rapportée par Ammien Marcellin et Claudien, Sémiramis fut la première qui fit mutiler des esclaves pour en faire des eunuques. La mutilation sur l'autre sexe fut également opérée très-anciennement. Winkelman, dans son *Histoire de l'Art*, assure que cette pratique est due aux Lydiens, et que ce fut Andromytisis, un de leurs rois, qui s'en servit le premier pour la garde de son harem.

rant des tribus et des populations entières, sources de maladies souvent héréditaires et contagieuses, de dégénérescences de tout genre et que l'on retrouve chez tous les peuples antiques? Heureux encore quand l'ordre légal ne faisait pas de ces monstrueux débordements des obligations légales, des cérémonies religieuses et des mœurs approuvées!

Ceci nous conduit, avant d'aborder les institutions médicales hébraïques, à dire quelques mots des Chaldéens.

C'est à Hérodote que nous devons les premières notions historiques sur les institutions médicales des Assyriens ou Babyloniens des temps primitifs, institutions dont ils auraient été redevables aux *Chaldéens*, ou prêtres institués par Bélus, à l'exemple des prêtres de l'Egypte.

La meilleure de toutes leurs lois, suivant lui, et celle qui était la plus favorable sans doute à la population, ordonnait de vendre aux enchères, dans chaque bourgade, aux plus offrants de ceux qui se présentaient pour les acheter, les filles nubiles, en commençant par les plus belles, dont le prix supérieur devait servir à doter les moins bien douées de la nature, et à la condition expresse que les acheteurs s'engageraient à les épouser.

Il stigmatise comme honteuse et immorale la loi des Babyloniens qui obligeait « toute femme, née dans le pays, à se rendre, une fois dans sa vie, au temple de Vénus (la *Mylitta* des Assyriens), pour s'y livrer au premier homme qui lui jetterait une somme d'argent quelle qu'elle fût, qui était consacrée à l'impudique déesse. Après quoi, la femme retournait chez elle et, désormais, du moins pour quelque prix que ce fût, il n'était plus possible de la séduire. Il rapporte les précautions minutieuses que les Assyriens et les Arabes apportaient à se purifier et à se parfumer après les rapports entre époux.

Il parle encore du *régime* ichtyophagique exclusif de trois tribus riveraines des fleuves et de l'Océan, qui ne se nourrissaient que de poisson; ils le faisaient sécher au soleil aussitôt après l'avoir pêché, le broyaient dans un mortier et le passaient à travers un linge pour le réduire en une sorte de pâte qu'ils faisaient cuire pour leur usage comme du pain ou des gâteaux. Ce détail est à noter en raison du renom de fécondité prodigieuse qu'ont eu de tout temps les peuples icthyophages (Chinois, insulaires de l'Australasie, etc.)

« Leur plus sage coutume, dit-il, est celle qui regarde les malades. Comme ils n'ont point de médecins, ils transportent les malades à la place publique; chacun s'en approche, et s'il a eu la même maladie ou s'il a vu quelqu'un qui l'ait eue, il aide le malade de ses conseils et l'exhorte à faire ce qu'il a fait lui-même ou ce qu'il a vu pratiquer à d'autres pour se tirer d'une semblable maladie. Il n'est pas permis de passer auprès d'un malade sans lui demander quel est son mal (1). »

» Ils mettent, dit le même historien, les morts dans du miel; mais leur deuil et leurs cérémonies funèbres ressemblent beaucoup à ceux des Egyptiens (2). »

Demandons maintenant aux assyriologues modernes les notions positives que nous fournissent, sur les institutions médicales des Chaldéens, les monuments et les inscriptions cunéiformes et autres documents qu'ils ont déchiffrés.

---

(1) Dom Calmet : *Commentaires sur la Bible*, t. VI; *Dissertation sur la médecine des anciens Hébreux,* en tête de l'*Ecclésiastique* : « Strabon, dans sa *Géographie* (liv. III), à propos des Lusitaniens, observe qu'anciennement cette coutume d'exposer les malades dans les places et les chemins ou aux abords des temples fréquentés, afin que les passants pussent indiquer les remèdes qu'ils connaîtraient capables de les soulager, était commune aux Babyloniens, aux Gaulois et aux Lusitaniens. Un passage de ce livre III l'attribue même *également* aux Egyptiens; mais Casaubon croit qu'il y a une faute de copiste dans ce passage, et qu'au lieu d'*Egyptiens* on doit lire *Assyriens;* la correction paraît d'autant plus plausible, que ni Strabon lui-même, ni Diodore, ni Hérodote ne disent rien de pareil quand ils parlent des Egyptiens. »

(2) Hérodote : *Histoire*, traduction de Larcher, liv, I, § 196-200.

« Les dieux touraniens et kouschites primitifs réduits à se réfugier, — devant les dieux sémitiques victorieux, — dans les pratiques de la magie, inspirèrent, à côté de la religion officielle, une sorte de religion populaire, ou plutôt une sorcellerie solidement organisée.

» Dans ce système, les démons et les mauvais esprits sortaient de l'enfer. Certains d'entre eux s'attaquaient à l'ordre général de la nature et s'efforcaient de bouleverser l'univers. D'autres se mêlaient aux hommes pour le mal : « Ils pénètrent de maison en maison, ils se glissent comme des serpents. Ils empêchent l'épouse d'être fécondée par l'époux, ils ravissent l'enfant sur les genoux de l'homme, ils font fuir la femme libre de la maison où elle a enfanté, ils font fuir le fils de la maison du père. » Ils vivaient de préférence dans les lieux déserts et n'en sortaient que pour assaillir les hommes et les animaux. Ils s'introduisaient dans les corps et y faisaient naître les maladies. La peste (*namtar*) et la fièvre (*idpa*), le fantôme, le spectre, le vampire, les incubes et les succubes étaient autant d'êtres distincts, appartenant à cette engeance redoutable. Pour se défendre, l'homme, sans cesse en butte à leurs attaques, devait se munir d'armes offensives et défensives contre les démons, en un mot, recourir à la *magie*. Le culte touranien était, en effet, une véritable magie, où les hymnes à la divinité prenaient tous plus ou moins la tournure d'incantations et où le prêtre était moins un prêtre qu'un sorcier.

» Le sacerdoce magique se divisait en trois classes : les conjurateurs, les *médecins*, les théosophes. Ils se livraient surtout à la science divinatoire et faisaient des prédictions sur l'avenir. Ils essayaient de détourner le mal et de procurer le bien, soit par des purifications, soit par des sacrifices ou par des enchantements.

» Ils étaient versés dans l'art de prédire l'avenir par le vol des oiseaux ; ils expliquaient les songes et les prodiges.

Expérimentés dans l'inspection des entrailles des victimes, ils passaient pour saisir exactement la vérité (1).

» Les rites et les incantations qu'ils employaient sont conservés en partie dans un grand ouvrage, dont les débris se trouvent au Musée britannique. Il était divisé en trois livres. Dans le livre des *Mauvais esprits*, sont les formules dirigées contre les démons ; le second livre est rempli d'*incantations contre les maladies* ; le troisième, d'hymnes mystérieux, destinés à évoquer les dieux. La plus efficace des formules préservatrices empruntait sa puissance « *au grand nom suprême* » de la divinité... Aux formules d'incantations venaient se joindre les talismans de diverses espèces, bandes d'étoffes attachées aux meubles et aux vêtements, amulettes de bois, de pierre ou de terre cuite, statuettes de monstres et de génies. Le porteur ou possesseur de ces talismans était inviolable même aux dieux...

» A côté du magicien d'action bienfaisante, il y avait l'enchanteur, qui évoquait les démons dans une intention criminelle ; le charmeur, la charmeuse, le jeteur de sorts, le faiseur de philtres. Le sorcier chaldéen, comme ses confrères modernes, vendait des poisons, envoûtait, déchaînait par ses imprécations les esprits de l'abîme. « L'imprécation agit sur l'homme comme un démon mauvais, l'imprécation de malice est l'origine de la maladie. » Tout malade passait pour ensorcelé et ne pouvait être guéri que par l'effet d'une conjuration contraire à la conjuration qui l'avait frappé. Aussi n'y avait-il pas, à proprement parler, de médecins à Babylone (2) : il y avait des prêtres sorciers qui vendaient des philtres et des amulettes contre les maladies. Sans doute l'expérience des siècles leur avait fait connaître les vertus d'un certain nombre de plantes et de substances médicinales; leurs breuvages et leurs poudres magiques étaient

(1) Diodore de Sicile : *Biblioth. hist.* Liv. II. § 29, trad. Hoëfer.

(2) Hérodote : *Histoire*, trad. Larcher, liv. I, § 197.

souvent de véritables remèdes appliqués aux différentes maladies. Mais poudres et breuvages n'allaient jamais sans l'incantation ; si le malade guérissait, l'incantation, et non le remède, avait l'honneur de la cure » (1).

Après les Chaldéens et les Egyptiens, les Phéniciens et les Perses sont ceux des peuples anciens avec lesquels les patriarches sémites et les Israélites, dès le temps d'Abraham et de ses petits-fils, et plus tard même, ont eu le plus de rapports et de communications suivies.

« Or, les Phéniciens honorent Cadmus, qui aurait vécu à peu près vers le temps de Moïse, comme l'inventeur de la médecine dans leur pays (2). Bacchus était honoré dans l'Assyrie, dans la Lybie et dans les Indes pour la même raison. Mais Bacchus, qui aurait été le premier médecin du monde, s'il faut en croire Athénée, serait beaucoup plus ancien, si on le suppose le même que Nemrod » (3).

D'après les Perses, Féridoun, le 6e roi de la 1re dynastie, de la famille des Pischadiens, — dont le règne aurait duré cinq cents ans, — fut le premier qui étudia *l'astronomie*, et on lui doit les tables appelées Kharezmiennes. *Il fut aussi le fondateur de la science de la médecine* et le premier roi qui monta sur un éléphant (4).

Au milieu de tous ces peuples, livrés aux puissances de l'erreur et du mal, s'élève ce peuple qui ne ressemble à aucun d'eux, qui eut des rapports avec tous, et fut chargé par la Providence de remplir à leur égard une immense mission. Le peuple juif a exercé sur le monde une si haute influence religieuse, qu'on a oublié de lui rendre

(1) Tout cet exposé est emprunté par M. Maspéro (*Hist. anc. des peup. de l'Orient*, chap. IV : *la Chaldée*, p. 156-8.) au livre de M. Fr. Lenormant sur *la Magie chez les Chaldéens et les origines accadiennes*, in-8°. Paris, 1874.

(2) Plutarque : *Banquet des Sept Sages*, liv. III, question 1.

(3) Dom Calmet : *Dissertation sur la médecine des Hébreux*, ouv. cité.

(4) *Univers pittoresque ;* L. Dubeux : *Perse*.

justice sous tous les autres rapports. On l'a regardé comme un peuple *ignorant*, *inconnu*, *arriéré*, qui n'avait rien fait pour la science et le progrès de l'humanité. Erreur d'autant plus grave, que, de tous les peuples de l'antiquité, seul éclairé par une religion certaine, il est le seul qui ait embrassé tout le cercle des connaissances humaines dans sa vérité. Appuyés sur des croyances révélées, qui constituèrent toute leur philosophie, les Juifs firent de rapides progrès, surtout dans les sciences naturelles, dans la physiologie humaine et dans les pratiques de l'hygiène prophylactique, publique et privée.

A leur tête voici venir, après Abraham, son arrière-petit-fils Joseph, que son habileté à deviner les songes fit passer d'une prison infamante auprès du trône du Pharaon Apophis et auquel son administration tutélaire valut le titre de *Sauveur de l'Egypte;* plus tard, Moïse, « le plus ancien des historiens, le plus sublime des philosophes et le plus sage des législateurs. » C'est Bossuet qui parle ainsi et rend, avec une autorité qui n'est d'ailleurs que l'écho de l'histoire véridique, un juste témoignage au libérateur des Hébreux, au plus grand homme du monde antique, et, pour le considérer au point de vue médical, au génie humain qui a su formuler avec le plus de bonheur *la science de la vie humaine*.

Aussi voit-on dans l'esprit de la tradition des Israélites, dont la tradition chrétienne devait continuer la chaîne, quelque chose qui ne se trouve pas dans les autres traditions, et qui donne une singulière autorité à la médecine, spécialement à l'hygiène qui en est le fondement. Celle-ci, en effet, repose avant tout sur le sentiment profond de la *dignité de la personne humaine*, sur l'estime qu'on fait des *organes* ou *instruments* qui nous servent à accomplir nos fonctions durant notre vie individuelle, sur le respect qu'on porte aux sources sacrées de la vie, qui servent à nous perpétuer de génération en génération. L'homme se conserve en état de santé ou s'efforce de se guérir s'il est malade, parce qu'il a une haute idée du devoir et de la dignité de l'être qu'il a reçu du Créateur. Plus les peuples se corrompent et dégénèrent, plus ils perdent de ce sentiment conservateur du plus précieux des biens, se livrent à des habitudes malsaines, s'abandonnent à tous les désordres et à toutes les abominations qui minaient les civilisations voisines et contemporaines de celles des Hébreux, et précipitaient leur irrémédiable décadence.

Nous arrivons ainsi aux institutions médicales hébraïques.

En résumé, deux courants d'idées se partageaient la direction de la médecine et des institutions médicales dans le vieux monde oriental. L'un, positivement scientifique, lentement mais sûrement progressif, en dépit des entraves officielles et des traditions empiriques, dominait surtout chez les Egyptiens, le peuple « le plus paperassier, » le plus méthodiste en économie politique, le plus administré, peut-être, qui fut jamais par une armée entière de « scribes » ou fonctionnaires de tout ordre, qui mêlait à de vraies et vives lumières de monstrueuses erreurs, d'abominables superstitions. L'autre, dévoyé, presque à son point de départ, de l'observation exacte et rationnelle de la nature pour se lancer dans les rêveries de *l'astrologie « cette fille insensée d'une mère sage,* » et dans les mystères démoniaques de la *magie*, prévalait surtout chez les nations de l'occident asiatique, dont les Chaldéens nous ont offert le type caractéristique.

Reportons-nous maintenant en Egypte, au temps de la XIXe dynastie (diospolitaine), c'est-à-dire à l'époque la plus avancée de sa civilisation politique et scientifique, à peine ébranlée par l'invasion chananéenne des Pasteurs (nomades) ou Hyksôs. La tradition la plus accréditée rapporte « l'*exode* ou *la sortie* » des Hébreux au règne de Menephta II, le sixième roi de cette dynastie (1). Ce serait donc sous son

---

(1) M. G. Maspéro, *Hist. anc. des peup. de l'Or.*, ouv. cité, chap. IV et VI, *passim.*

règne ou sous celui d'un de ses prédécesseurs immédiats que « Moïse fut sauvé des eaux, adopté et élevé par (Thermutis?) la fille du Pharaon, *qu'il fut instruit dans toute la science et la sagesse des Egyptiens*, et qu'il devint puissant en paroles et en œuvres (1). »

Clément d'Alexandrie partage toute la philosophie de Moïse en quatre parties ; l'une de ces parties est la *physique*, ou *connaissance de la nature*, sous le nom de laquelle toute l'antiquité et le moyen âge n'ont cessé de comprendre la *médecine* comme une de ses branches les plus importantes, avec ses dépendances naturelles, savoir : *l'anatomie*, *la physiologie*, *l'hygiène ou la diététique*, *la pathologie* et *la thérapeutique générales* et *spéciales*, etc. (2).

En effet, à quelque point de vue que l'on considère la majestueuse figure de Moïse, la narration de *l'œuvre divine des six jours de la Création*, qui ouvre la *Genèse*, — pour ne citer que ce seul exemple, — constituerait certes un

(1) *Actes des Apôtres*, VII, v, 21-22 ; *Exode*, II, v, 9-10.

(2) Tous les historiens du peuple juif s'accordent sur ce point : « que Moïse fut élevé avec le plus grand soin par une princesse égyptienne qui l'avait adopté, et qu'il se rendit très-habile dans toutes les connaissances qui florissaient alors en Egypte. Philon raconte même que Thermutis, fille unique du Pharaon, qui, quoique mariée, n'avait point d'enfants, feignit une grossesse pour se donner sur Moïse les droits de la maternité. Il ajoute qu'on lui fit venir des maîtres de Grèce, de Chaldée et d'Assyrie pour l'instruire; mais il est sûr que les sciences s'apprenaient alors en Egypte, où les patriarches Abraham, Jacob, Joseph, selon les Juifs, les avaient apportées ou augmentées (Moréri, *Gr. Diction. histor.*, 1712, art. *Moïse*). Il n'est pas besoin de faire remarquer l'énorme anachronisme commis par Philon, à propos de maîtres qu'on aurait fait venir de la Grèce, encore à demi-barbare au temps de Moïse, et qui devait, bien des siècles après, envoyer les plus sages de ses enfants s'instruire eux-mêmes aux leçons des prêtres égyptiens. A propos des maîtres de la Chaldée qu'aurait eus Moïse, il y a lieu, au contraire, de ne point rejeter absolument un tel renseignement, puisque des savants chaldéens, ou du moins chananéens, auraient pu venir, à la suite ou, par les ordres des *Pasteurs* victorieux qui régnèrent alors sur l'Egypte.

assez beau monument scientifique, alors qu'il n'y aurait pas lieu d'y voir un récit inspiré par l'esprit de Dieu même. A la façon dont il parle de la nature, des êtres organisés, des plantes, et, en particulier, des animaux, de leurs grandes divisions, de leurs caractères organiques et physiologiques distinctifs, de leurs instincts spéciaux, de leurs aptitudes à l'apprivoisement et à la domestication ou de leur genre de vie absolument sauvage et indomptable, de leurs qualités natives ou acquises sous l'empire de l'homme, de leurs propriétés utiles, alimentaires ou nuisibles, de ceux qui sont propres à être offerts en sacrifice ou non, on voit assez qu'il était initié à une connaissance profonde et surtout éminemment pratique de l'histoire naturelle des êtres vivants et de leurs divers rapports à l'économie sociale et domestique.

Quant à l'immensité de son savoir sur la nature et la destinée, l'origine et la fin de l'homme, ce n'est que justice de redire, à propos de lui, les belles paroles qu'un de nos savants les plus éminents appliquait dernièrement à l'Eglise catholique, dans une circonstance solennelle : Il faut lui « restituer son rôle civilisateur, reposant sur trois idées qui, malgré des efforts insensés, ne périront plus : l'unité de Dieu, l'unité de l'homme, l'immortalité de l'âme (1). »

Moïse a posé dans la *Genèse* et promulgué ailleurs des lois scientifiques d'anthropologie, de physiologie et de pathogénie générales qui se trouvent vérifiées et confirmées aujourd'hui par l'expérience des siècles et le contrôle des progrès accomplis jusqu'à nous.

Entre celles de ces lois qui intéressent le plus vivement l'historien de l'humanité, le naturaliste, le médecin, l'économiste, il suffit de citer les suivantes :

1° Dieu a créé l'espèce humaine, en un couple unique, capable de se reproduire, partout et toujours identique au

(1) M. J.-B. Dumas : *Discours de réception à l'Académie française*, prononcé le 1er juin 1876.

fond, dans les générations successives qui doivent la perpétuer à travers l'espace et le temps, malgré les variations infinies, mais superficielles, produites par les différences infinies de races, d'individualités, de circonstances et de milieux ;

2° L'*immanence* de la vie et de la santé a pour *substratum le sang*, et réside essentiellement dans l'intégrité et la pureté de cette *chair coulante*, de ce *liquide réellement vivant, générateur et conservateur*, animé de tous les mouvements vitaux, d'où dépend l'équilibre stable ou instable des fonctions organiques de tout ordre ;

3° Les maladies internes et constitutionnelles suivent la rupture de cet équilibre, les infractions aux règles de l'hygiène et les altérations ou modifications produites par les *crises* des *âges*, des *sexes*, etc. ;

4° L'hérédité des maladies est une conséquence naturelle des fautes des pères contre les lois physiologiques de l'espèce, se transmettant aux enfants comme un héritage fatal ; c'est un phénomène de même ordre que la transmission de la déchéance morale, réversible, par la faute originelle du premier homme coupable, sur toutes les générations qui devront sortir de son sang, etc.

Toute l'histoire, aussi bien que les œuvres et les lois de Moïse, atteste sa haute science médicale. Encore de Mezza déplore-t-il que les historiens ne parlent pas assez sérieusement de ses connaissances positives en diététique et en thérapeutique. Diodore, Galien, Leclerc, Lindinger et bien d'autres auteurs d'histoires de la médecine les ont pourtant mentionnées avec le plus grand respect (1) ; Michaëlis, et, de notre temps, le regrettable professeur Fr. Devay, un de nos maîtres vénérés, ont fait ressortir avec beaucoup d'esprit la sagesse des lois médico-politiques que cet homme inspiré sut imposer à son peuple.

(1) Dr T. Blondin : *Œuvres de Stahl, etc.* ; ouvr. cité ; t. IV.

Moïse peut donc, à juste titre, être considéré comme le fondateur de la médecine chez les Hébreux. Aucun législateur, en effet, n'a réglé avec une plus paternelle sollicitude, une appropriation plus intelligente en vue du climat, du temps, du sol, d'un pays particulier, des habitudes et des qualités nationales, tous les détails de la vie pratique qui touchent à la santé de chacun et de tous.

Aussi, l'un des plus savants médecins modernes, Fred. Hoffmann, était-il surtout frappé de la haute valeur des principes hygiéniques de nos livres sacrés : « C'est une fontaine de miséricordes divines, disait-il, d'où coulent par deux points opposés, des eaux salutaires, les unes à notre âme, les autres à notre corps (1). »

Pour ce qui regarde la *médecine* proprement dite, ou l'*art de guérir les maladies*, chez les Juifs, il faut convenir que ce que nous en savons par le *Pentateuque* et par les autres écrits bibliques est enveloppé de beaucoup d'énigmes et de mystères, tient du prophétique et du miraculeux, comme tant d'autres points de l'histoire de ce peuple, dont la vie et la mission étaient surnaturelles et toutes symboliques : « Aussi ne faut-il pas, dit Leclerc, le juger comme les autres peuples, qui ne nourrissaient leur esprit et leur cœur que de choses et de sciences profanes.

« Cependant, Richter soutint, en 1742, à Gœttingue, une dissertation dans laquelle il prouva, d'après les textes mêmes du *Thalmud*, que le peuple israélite possédait une véritable médecine complète, comprenant non-seulement une Hygiène ou Diététique, mais encore une Anatomie, une Physiologie, une Pathologie, une Séméïotique, une Matière médicale et une Chirurgie ; ces faits sont précieux pour l'histoire de la médecine et peu connus encore (2). »

Ce qu'il y a de positif, c'est que Moïse, *indigénisé* par

(1) Fred. Hoffmann : *Opera omnia : De diætetica sacræ scripturæ medicinâ*, t. v, p. 270.

(2) Dr Th. Blondin : *Œuvres de Stahl, trad. et comm.*; ouvr. cité, t. IV.

son enfance et son éducation à la cour d'un souverain d'Egypte, et au milieu des prêtres et savants de ce pays, isolé de sa propre famille et de son peuple qu'il n'alla visiter que vers l'âge de quarante ans, fut un disciple fidèle des doctrines et des coutumes égyptiennes, dans tout ce qu'elles n'avaient pas de contraire aux traditions religieuses des enfants d'Israël qu'il devait délivrer de la servitude.

A part les superstitions de la magie et de l'astrologie, les absurdités cosmogoniques et théogoniques qui faisaient naître les premiers hommes du limon du Nil, et s'incarner les dieux sous des formes animales et végétales; à part les erreurs théologiques et psychologiques qui conduisaient au polythéisme abject et à la métempsychose, on ne peut s'empêcher de remarquer que Moïse transporta dans les institutions *de médecine politique* des Hébreux toutes celles des Egyptiens qu'il jugea susceptibles de se concilier avec l'organisation, le caractère, les mœurs et les usages de la nation israélite.

Ainsi le *Lévitique* et le *Deutéronome* où sont surtout contenues ces institutions, règlent, jusque dans les plus minutieux détails, la conduite d'un peuple nouveau et plongé dans l'ignorance; ils lui indiquent les viandes saines qui doivent composer son alimentation, quels soins il doit apporter à la pureté et à la propreté du corps (1), les exercices par lesquels il peut maintenir la souplesse, la force et l'activeté permanente de ce dernier; ils enseignent les précautions à prendre pour éviter les maladies épidé-

---

(1) M. S. Münk : *Univers pittoresque*; *Palestine*, (1845). « Les lois de pureté prescrites par Moïse peuvent être considérées jusqu'à un certain point comme des règlements de police médicale, émanés de certaines idées de pureté et d'hygiène communes à tous les peuples de l'Orient et qui ont partout un caractère religieux. En comparant sous ce rapport les lois des Hébreux avec celles des Egyptiens et des Indiens, on trouve que Moïse a beaucoup simplifié les pratiques de pureté, en abolissant tout ce qui n'était fondé que sur des superstitions et ne laissant subsister que ce qui pouvait être utile à l'hygiène publique et aux mœurs. » P. 165.

miques et contagieuses par la séquestration des malades infectés ; les moyens d'atténuer ou de combattre les maladies endémiques ; ils prescrivent, enfin, comme loi d'économie religieuse et sociale, l'observation rigoureuse du repos sabbatique (1). D'autres lois règlent les *vœux de naziréat* (2), *de virginité, d'abstinence volontaire*, la circoncision (3), les purifications des nouvelles accouchées, etc. (4).

Ces livres doivent être considérés comme renfermant un système complet d'organisation sociale, appliqué à un peuple rude et passionné, enclin aux vices qui dégradent la chair, vivant et luttant au milieu des ardeurs d'un climat qui favorisait et provoquait tous les écarts de la sensualité brutale ; ils doivent donc exprimer toute la pensée du législateur sur l'accomplissement des besoins corporels que sa prévoyance avait embrassés.

Au plus haut période de la civilisation hébraïque, de la splendeur et de la puissance du royaume de Juda, cinq siècles après Moïse, apparaîtra le sage et magnifique roi Salomon dont le faste aussi bien que le savoir encyclopédique sont restés dans le souvenir éternel de l'Orient, et dans lequel s'est incarnée la personnification royale et littéraire de sa nation. Un second ordre d'enseignements d'hygiène et de physiologie sociales découle des livres attribués au fils inspiré du roi-prophète, prophète lui-même. Ces enseignements sont contenus dans les *Livres sapientiaux*, qu'il aurait composés, et dont l'un, *l'Ecclésiastique*, doit être restitué à Jésus, fils de Sirach, que la tradition fait médecin illustre et peut-être l'un des *Septante* interprètes de la Bible grecque d'Alexandrie. Revêtant un caractère encore plus

(1) *Exode :* XVI, v. 23-30, XX, v. 8-11. XXXI, v. 12-17. XXXV, v. 2-3. — *Lévitique :* XVI, v. 31. XIX. v. 3, 30. XXIII, XXIV, XXV, XXVI, *passim*.

(2) *Nombres :* VI, v. 2-21.

(3) *Genèse :* XVII, *passim*. XXXIV, *passim*. *Exode :* IV, v. 25. XII, v. 44-48. *Lévitique :* XII, v. 3. *Josué :* V, v. 2 et *passim*.

(4) *Lévitique :* XII, v. 2-8.

moral que médical, ils s'adressent à un peuple dont les mœurs sont plus raffinées, chez lequel une civilisation et un luxe énervants ont déposé de nouvelles chances défavorables à la santé et à la longévité des individus et à la conservation des familles.

Ces deux législateurs, Moïse et Salomon, l'un parlant en maître inflexible, l'autre en philosophe insinuant, se complètent bien l'un l'autre ; de la réunion de leurs *instituts*, résulte un tout parfait de *doctrine médico-sociale* digne de l'ensemble de cette tradition utile à tant d'égards, puisqu'elle servait à la fois à accoutumer le peuple à l'obéissance, à l'éloigner de la superstition, à régler les mœurs, à conserver la santé. Comme en Egypte, le gouvernement des Hébreux, sous les juges d'Israël et même sous les rois de Juda, n'était-il pas tout théocratique, et le pouvoir législatif et administratif tout entier entre les mains des prêtres ? Jéhovah n'avait-il pas chargé Moïse, sur le Sinaï, de reporter ces paroles aux enfants d'Israël : « Vous serez pour moi un royaume sacerdotal et une nation sainte. » (*Exode*, XIX, v. 6.)

Comme en Egypte donc, chez les Hébreux, la médecine fut de tout temps une fonction réservée au corps sacerdotal qui se partageait, pour l'exercer, d'après un ordre hiérarchique. D'abord les *prophètes*, hommes supérieurs aux simples *lévites*, inspirés de Dieu partout où il lui plaisait de les choisir et de les marquer du sceau prophétique, agissaient plutôt comme *thaumaturges* que comme *médecins ;* c'est ainsi qu'on les voyait guérir des rois, des grands de la terre ou de pauvres gens et d'humbles femmes, ressusciter même de petits enfants, soit par des *miracles* éclatants, soit par des *médications naturelles* en apparence, dont les moyens *surnaturalisés*, grâce à leurs prières, produisaient des effets merveilleux, soit, enfin, par l'invocation du très-saint nom de Dieu et de son autorité, par l'imposition des mains, par des exorcismes, pour chasser les démons du corps des possédés en proie à certaines affections névrosiques ou mentales causées par l'esprit malin.

« Mais ces remèdes miraculeux », dit dom Calmet, « sont au-dessus des règles de la médecine et ne rentrent que très-indirectement dans notre sujet ; » aussi devons-nous nous contenter de les énoncer en passant. « Mais il est bon de remarquer que les Hébreux d'alors étaient persuadés que presque toutes les maladies incurables et inconnues dans leur cause » — et ils considéraient comme telles toutes les maladies internes à peu près, — « étaient produites par des démons...

» Ils regardaient ces maladies (surtout la lèpre, l'épilepsie, la surdi-mutité, les manies et vésanies, etc.) comme des châtiments extraordinaires ; ils les croyaient causées par les mauvais esprits. Dieu ne détruit pas cette opinion, proportionnée à leur portée et à leurs préjugés, — opinion qu'ils partageaient d'ailleurs encore, avec les Egyptiens, les Chaldéens, les Perses, les Indiens, — mais il s'y conforme, il leur envoie des démons ou permet à ceux-ci de les obséder pour les punir en même temps qu'il leur envoie des maladies (1). »

Les lévites ou prêtres-médecins étaient chargés du traitement d'un certain nombre de *maladies*, surtout *externes*, spécialement de la plupart des *maladies chirurgicales*,

---

(1) « Origène (*Contre Celse*, Liv. 8), raconte que les Egyptiens reconnaissaient trente-six démons ou trente-six dieux de l'air, qui s'étaient partagé le corps de l'homme et dominaient sur trente-six parties dont il était composé. Il ajoute que les Egyptiens savaient les noms de ces démons en la langue du pays, et qu'en les invoquant chacun suivant la partie qui était malade, ils en recevaient la guérison. » Dom Calmet : *Dissertation sur la médecine des Hébreux*; ouv. cité, T. VI. Consulter encore sur ce point le Mémoire présenté par M. Chabas à l'Académie des Inscriptions, sur un *papyrus égyptien* du musée de Turin, contenant des *formules magiques de conjurations des maladies* et *d'exorcismes* contre les génies malfaisants ou les esprits des morts revivifiés des deux sexes, qui étaient regardés comme capables d'occasionner fréquemment ces maladies. (*Journal officiel* du 2 mars 1875 : *Compte-rendu de la séance du 26 février 1875*.)

telles que les blessures, soit de guerre, soit accidentelles et les plaies de toute nature. Ils traitaient généralement ces lésions extérieures par des *applications* ou *fomentations* pour lesquelles on employait principalement des substances médicamenteuses de nature huileuse, résineuse, balsamique, aromatique, émolliente ou résolutive, telles que l'huile d'olives, le vin, le baume de Jéricho, de Judée ou de Giléad (1), célébré par tous les anciens médecins grecs, romains et arabes, jusqu'à la fin du moyen âge. Quelques traits du récit biblique relatif à la maladie du roi Ezéchias, et au traitement qui lui fut prescrit par le prophète Isaïe, savoir : l'application d'un cabas de figues sur le lieu de l'inflammation, font présumer qu'il était atteint de la peste, et que le prophète-médecin comptait amener naturellement l'ouverture du bubon pestilentiel, par l'application topique émolliente des figues, qui sont encore actuellement employées pour les mêmes indications, en cas de peste, par les médecins arabes et turcs (Vr Gésénius).

Il paraît qu'on connaissait et qu'on employait également quelques remèdes internes, dont la nature spéciale n'est pas appréciable pour nous, et qui sont désignés vaguement sous les mots : *arbre de vie*, c'est-à-dire, *plante salutaire* (2).

Au point de vue de la chirurgie opératoire, « dans la *Bible*, la première *opération* connue, et la seule même qu'on rencontre dans ce livre, est la *circoncision*, qui s'est perpétuée jusqu'à présent parmi les Juifs ; le premier opéra-

---

(1) C'était le *myrobalan* des anciens (Pline: *Hist. nat.*, liv. XII, chap. 21), ou *l'huile de Zakhoum* (*elæagnus angustifolius*, Linn.), d'après Œdmann et Rosenmüller.

(2) (*Proverbes* : III, v. 18 ; XI, v. 30; XIII, v. 12; XV, v. 4). Dans un passage des Proverbes (XIII, v. 12), ces mots sont opposés, selon le parallélisme poétique, à *la maladie du cœur* et désignent évidemment des remèdes contre les *maladies intérieures*, dont on distingue plusieurs dans *le Deutéronome* (XXVIII, v. 22).

teur fut Abraham (1). » Séphora, fille de Jethro, prêtre de Madian, et femme de Moïse, voyant son époux menacé de mort par le Seigneur et supposant que Dieu voulait punir sa négligence à circoncire ses enfants, « pratiqua elle-même cette opération instantanément sur son fils, à l'aide d'une pierre tranchante (2). » C'était d'ailleurs avec des couteaux de pierre dure et taillée que se pratiquait généralement la circoncision chez les Hébreux et chez les peuples anciens qui en reçurent et en adoptèrent plus ou moins l'usage.

Il est probable que le nom vulgaire de *Réphaïm* ou *Rophéim*, du texte hébraïque, qui servait à désigner les médecins, peut-être d'un ordre différent de celui des prêtres, selon quelques auteurs, venait de leur soin principal de panser les blessures et de réunir les plaies, et dérivait d'un verbe signifiant *réparer, recoudre* (3).

Dom Calmet (*ouv. cité*) remarque, il est vrai, qu'en dehors des médecins (égyptiens), qui, d'après la *Genèse*, étaient au service de Joseph, à la cour du Pharaon, *la Bible* ne mentionne nulle part des médecins hébreux, prêtres ou non, attachés au service particulier des chefs ou des grands, à la maison des rois d'Israël ou de Juda; ce qui ne veut point dire qu'il n'y ait jamais eu de pareils offices institués chez les Hébreux et chez les Juifs, non-seulement pour les princes, mais encore pour les particuliers.

Il résulte même d'une des premières lois émanées de Dieu, sur le mont Sinaï, et promulguées en son nom par Moïse, que : *Si deux hommes se querellent, et que l'un*

---

(1) Malgaigne : *Lettres sur la chirurgie de la Bible* et *Histoire de la chirurgie*.

(2) *Exode* : IV, v. 24-5.

(3) *Exode* : XXI, v. 19; *IIe L. Paralip.*, XVI, v. 12; *Isaïe*, ch. III, v. 7; *Jérémie*, ch. VIII, v. 22; etc. De là les mots grecs correspondants: *raphéin*, coudre; *raphé*, couture, etc.

frappe l'autre avec une pierre ou le poing, et que le blessé n'en meure pas, mais qu'il soit obligé de garder le lit; s'il se lève ensuite, et qu'il marche dehors s'appuyant sur un bâton, celui qui l'avait blessé sera regardé comme innocent (de sa mort); mais il sera obligé de le dédommager pour le temps où il sera resté incapable de travailler, et de lui rembourser toutes les dépenses qu'il aura faites auprès des médecins, pour s'en faire soigner (1). Cette loi indique que, dès la sortie d'Egypte, sinon auparavant, la médecine et même *la médecine légale*, était une profession reconnue, exercée et protégée, et que des *honoraires légitimes et proportionnés à leurs services* étaient attribués et garantis à ceux qui la pratiquaient. Cette juste rémunération des soins médicaux est d'ailleurs rappelée formellement en tête des articles du *Code de déontologie médicale* que renferme l'*Ecclésiastique*, et que nous devons étudier bientôt.

Certains passages de l'Ecriture semblent indiquer encore que chez les Hébreux, de même que chez les Grecs primitifs et autres peuples anciens, les personnages de la plus haute considération exerçaient la médecine à côté des prêtres, et qu'un prince, à ce qu'on croyait, devait être instruit des secrets de cet art (2).

Nul, s'il fallait en croire l'historien des *Antiquités judaïques*, Flavius Josephe, ne pénétra plus loin dans les secrets de cette science et de cet art, et encore dans de plus mystérieux arcanes, que le sage par excellence, le grand roi Salomon, dont les sectes mystiques, les sociétés secrètes et les affiliations magiques ont de tout temps invoqué le patronage et l'autorité. « Car Dieu lui avait donné une parfaite connaissance des plantes et des animaux, de leur nature et de leurs propriétés, dont il écrivit un livre, et il employait cette connaissance à composer, pour l'utilité

(1) *Exode* : XXI, v. 18-19.

(2) Isaïe : III, v. 6. Osée : V, v. 13. Zacharie : XI, v. 16. Jérémie : VII, v. 14.

des hommes, divers remèdes (1). Entres autres, il y en avait qui avaient la force de chasser les démons sans qu'ils osassent plus revenir. Il se servait pour cela de certaine racine qu'il attachait au nez du possédé, et récitait ensuite certaines paroles qu'il laissa par écrit.... Cette manière de chasser les démons est encore en grand usage parmi ceux de notre nation, et, j'ai vu un Juif, nommé Eléazar, qui, en la présence de l'empereur Vespasien, de ses fils et de plusieurs de ses capitaines et soldats, délivra divers possédés (2). »

Je m'abstiens de donner ici même un simple aperçu de ce qu'il y aurait à dire de la *médecine magique chez les Hébreux*, de la puissance occulte et diabolique attribuée aux *faux prophètes*, aux *pythonisses*, aux *enchanteurs*, aux *charmeurs de serpents*, aux *conjurateurs des maladies* causées par leurs morsures, etc. Ce serait l'éternelle histoire de l'ignorance et de la superstition aux prises avec l'astuce et l'exploitation adroite du jongleur et du charlatan, ou avec les artifices de l'esprit du mal (3).

Une maladie redoutable, à manifestations cutanées repoussantes, de tout temps considérée comme contagieuse, toujours fréquente en Orient d'où elle fut importée en Europe pour des siècles, et où elle sévit encore et semble défier toutes les ressources de l'hygiène publique et inter-

---

(1) *Sagesse* : VII, v. 17 et suiv. III° *Livre des Rois* : IV, v. 32-33.

(2) Flavius Josephe : *Histoire ancienne des Juifs*, liv. VIII, chap. 2. Trad. d'Arnault d'Andilly, édit. *Panthéon littéraire*.

(3) Moreri (dans son *Grand Dictionnaire historique*, 1712, Paris, 5 vol. in-fol., v° *Hérésies*) nomme, parmi les hérétiques de l'Ancien-Testament, « les *Patéorites*, qui honoraient certains puits et attribuaient une vertu particulière à l'eau qu'ils en tiraient. » Flavius Josephe, dans son *Histoire de la Guerre des Juifs*, liv. VII, ch. 23, parle « des qualités et vertus étranges d'une plante *zoophyte*, nommée *Bara*, qui croissait dans la vallée de Machéron et préservait quiconque la possédait, ou dont on l'approchait, de l'obsession des démons ou plutôt des âmes des méchants qui entrent dans les corps des vivants pour les faire mourir. »

nationale : la *lèpre*, objet de si sages prescriptions préservatrices en Egypte, fut chez les Hébreux l'objet d'une police non moins vigilante et d'une prévention non moins sévère.

Dans les deux chapitres (XIII et XIV) du *Lévitique*, qu'il a consacrés à exposer et à peindre, avec une fidélité remarquable, les *signes pathognomoniques* qui distinguent cette affection et jusqu'aux moindres détails d'observation qui feraient honneur à un clinicien moderne ; à décrire l'ensemble de symptômes auquel le grand-prêtre, ou quelqu'un des lévites devant lesquels tout homme atteint de changement de couleur ou de pustules à la peau devait se présenter, pourrait reconnaître *la lèpre de l'homme ;* dans les épreuves et cérémonies minutieuses de purifications préalables au jugement et ensuite à la reintégration sociale en cas de guérison, qui étaient imposées aux *lépreux avérés ;* enfin, dans les lois de séquestration, de bannissement de tout commerce social, à temps ou à perpétuité, qui leur étaient infligés, aussi bien qu'aux malheureux atteints d'une autre maladie impure, quoiqu'involontaire, Moïse n'a pas seulement laissé à tous les siècles un modèle achevé de *police sanitaire* et d'*hygiène sociale.* Il restreignait encore dans la mesure du possible, et avec les ménagements dus, jusqu'à preuve irrécusable de leur contamination, à des misérables destinés à être rejetés et isolés du milieu des hommes vivant en société, les ravages contagieux d'une terrifiante maladie que toutes les nations d'alors, et la science la plus avancée de nos jours même, n'ont presque cessé de considérer comme absolument *au-dessus de toutes les ressources de l'art de guérir.* C'est au point que Joram, le roi d'Israël, à qui Naaman venait, adressé par une lettre du roi de Syrie, pour qu'il le guérît de la lèpre, déchira ses vêtements et s'écria : « Suis-je un Dieu pour donner la vie et la mort (1)? » Et le Sauveur, pour montrer qu'il est bien le

(1) *IVe Livre, Rois :* v. v. 7. Voir vers. suiv., la guérison de Naaman, par le prophète Elisée, qui le fait *se laver sept fois dans les eaux du*

Messie, déclare : « *qu'il guérit les lépreux.* » (S. Matthieu, XI, v. 5.) C'était un miracle évident et sans réplique.

Il n'entre pas moins de haute prévoyance et d'entente d'une saine économie politique dans les lois et coutumes qui règlent :

1° Le choix des aliments permis, des viandes salutaires et réparatrices d'animaux de bonne qualité, purs, non suffoqués ni surmenés, exempts de tares et de maladies, et l'abstinence des viandes d'animaux impurs, malsains, malades, nourris de substances très-putrescibles ou putréfiées ; du sang prompt à se corrompre, du lait acescent en mélange avec d'autres aliments, etc. ;

2° L'assainissement des camps ou des villes, le nettoyage et le blanchiment des habitations atteintes de taches, de moisissures ou de salpétrage, de la *lèpre des murailles ;* la purification et la constante propreté des vêtements obligatoires, de pure laine ou de pure toile de *byssus*, sans mélange d'autres tissus, pour éviter la *lèpre des vêtements ;*

3° L'établissement, hors du campement, de *lieux privés* pour les besoins de la nature, et l'enfouissement immédiat des déjections de toute nature ; l'embaumement ou la demi-momification — exceptionnellement la combustion, — et la prompte inhumation des cadavres des morts, dans des cavernes ou des sépulcres creusés dans la pierre vive et

---

Jourdain. Les bains fréquents et les ablutions journalières dans les eaux courantes des fleuves et dans les fontaines salutaires, les piscines domestiques, et les eaux minérales et thermales, étaient d'un usage aussi habituel chez les Hébreux que chez les autres Orientaux où elles subsistent encore comme précepte religieux. Moïse les recommanda souvent à titre d'hydrothérapie hygiénique. Flavius Josephe (ouvr. cité plus haut, ch. XXIV) parle « de quelques fontaines froides et thermales d'eaux, les unes douces, les autres amères, qu'on trouvait dans la vallée de Machéron, et dont on composait, en les mélangeant, des bains très-agréables et utiles à plusieurs sortes de maladies, et particulièrement à fortifier les nerfs. Il y avait aussi là des mines de soufre et d'alun. » C'étaient là sans doute les éléments minéralisateurs de ces eaux.

hermétiquement clos, pour éviter les *maladies* pestilentielles, infectieuses, contagieuses ou épidémiques *des camps, des armées*, des agglomérations d'hommes ou des villes trop populeuses, etc.

Une expérience savante des meilleurs moyens de favoriser la multiplication et de maintenir la vigueur de la population éclate encore dans les prescriptions qui concernent les exercices divers, par lesquels les Israélites, habitués à estimer à haut prix la force physique, à l'exemple de tous les peuples vivaces, formaient le corps à toutes les fatigues de la guerre et de la paix.

Moïse avait organisé le travail et les occupations domestiques de telle sorte que toutes les classes, tous les âges, les deux sexes fussent obligés de s'y employer et d'y vaquer; l'activité dans les mouvements du corps est signalée dans ses lois comme un des fondements de la santé et du bonheur à la fois non moins que la tempérance et la sobriété en toutes choses.

Il n'est pas inopportun, ce semble, de rappeler à cette heure que l'oisiveté, l'inertie, la dépravation, les excès de toute nature, la corruption physique et morale où sont tenues les femmes qui peuplent les harems, l'atrophie et l'éviration de corps et d'esprit, auxquelles sont réduits leurs maîtres non moins abrutis que leurs misérables gardiens, sont des causes les plus puissantes de ruine, de dépopulation et de maux incurables qui font agoniser le monde oriental.

« Moïse, dit Diodore d'après Hécatée, obligea les habitants de la campagne à élever soigneusement leurs enfants, et comme ce soin exigeait peu de dépenses, la race des Juifs devint de plus en plus nombreuse. Les coutumes qui concernent leurs mariages et les funérailles diffèrent beaucoup de celles des autres nations » (1).

(1) Diodore de Sicile : *Biblioth. hist.*, trad. Hoefer. Liv. XL, fragments de Photius, p. 542-3.

Les lois et les coutumes qui régissaient les mariages et l'éducation physique des enfants, c'est bien là ce qu'on peut appeler le chef-d'œuvre de la législation mosaïque. Comme, de toute éternité, de grandes, d'immortelles destinées reposaient sur le peuple hébreu, cette législation devait, en effet, gravement s'intéresser au salut et à la conservation de la société et de la famille, partant faire du mariage la base de tout l'édifice social (1). Aussi, tandis que les peuples voisins, si puissants en apparence, ont disparu « comme un tourbillon de fumée, » selon le Psalmiste, la nation israélite posait-elle à la faveur d'institutions robustes les assises de sa longévité.

L'union légitime de l'homme et de la femme, dans le but de perpétuer la famille humaine, est proclamée, en principe, d'institution divine, une et indissoluble (2). Le dogme de l'hérédité, constamment rappelé comme une sanction aux menaces et aux promesses divines, assure une garantie efficace aux plus précieux intérêts de l'espèce, représentée par les générations à venir auxquelles elle transmettra le double héritage du mal moral et du mal physique (3). La vie des rejetons est sauvegardée, jusque dans son germe et ses frêles espérances, par la pénalité terrible infligée aux misérables qui tenteraient lâchement de tromper les lois de la nature (4) ou qui blesseraient une femme durant sa grossesse, de façon à faire périr le fruit qu'elle porte dans son sein, ou à la faire mourir elle-même (5). Rien ne surpasse, en délicatesse comme en vérité, les tableaux que *la Bible* nous retrace, en maint endroit, de la gradation fonctionnelle et des sentiments qui transforment l'homme et la femme suivant les différents âges, des douleurs qui accompagnent

---

(1) *Genèse* : I, v. 27-8 ; II, v. 18-25 ; III, IV, *passim*.

(2) *Genèse* : *ibidem*, etc.

(3) Il faudrait citer cent passages de *la Bible*, à ce sujet.

(4) *Genèse* : XVIII, XIX, XXXVIII ; *passim*.

(5) *Exode* : XXI, v. 22-3, etc.

et des joies qui suivent la maternité, de l'affection qui unit deux époux, de celle qu'un père et une mère de famille reportent sur leurs enfants.

L'allaitement maternel est un fait général chez les Hébreux; l'allaitement par une nourrice mercenaire, l'exception. De sages préceptes de *pédagogie* et *d'hygiène infantile* aident les chefs de famille, la mère surtout, à diriger la première enfance dans ses véritables voies, pour préparer une puberté sans orages, un âge mûr sans maladies, une vieillesse sans décrépitude.

Des dispositions qui s'appuient à la fois sur la religion, sur la morale naturelle et sur la médecine, interdisent et répriment sans pitié les coutumes des Egyptiens et des Chananéens, les mariages incestueux et consanguins à divers degrés de parenté, l'adultère (1), le viol (2), la prostitution (3), l'impudicité, les crimes abominables contre nature (4), les sacrifices humains (5), les meurtres (6), les rapts, les coups et blessures volontaires ou non, tout attentat à la pudeur, à la liberté, à la santé et à la vie humaines.

Aurait-on, après cela, raison de se plaindre de ce que l'hygiène, chez les Hébreux, paraisse avoir constitué toute la médecine, et que la thérapeutique semble n'y être entrée que pour une part si minime? Ne vaut-il donc pas mieux que les institutions médicales d'un peuple, qui veut vivre et durer, tendent plutôt à prévenir les maladies que d'avoir à les guérir?

Le luxe de matière médicale et de médications multipliées

---

(1) *Lévitique* : XVIII. v. 1-20; XX, v. 10-21. *Nombres* : v. v. 12-31.

(2) *Exode* : XXII, v. 16-17. *Lévitique* : XIX, v. 20-22. *Deutéronome* : XXII, v. 23-29.

(3) *Deutéronome* : XXIII, v. 17-18, etc.

(4) *Exode* : XXII, v. 18-19. *Lévitique* : XVIII, v. 22-30; XX, v. 15-16.

(5) *Lévitique* : XVIII, v. 21; XX, v. 2-6.

(6) *Exode* : XXI, v. 12-36. *Deutéronome* : XIX, v. 1-13.

et variées à l'infini, qui caractérise notre époque, ne dénonce-t-il pas un épuisement radical, une décomposition morbide des générations et des peuples, plutôt qu'un espoir de rénovation de notre pauvre espèce, qu'un progrès vers la perfectibilité indéfinie de l'humanité, comme on se plaît à le rêver aujourd'hui ?

Je ne voudrais pas terminer cette étude sans reproduire, pour l'honneur éternel de la médecine, ce *diplôme de noblesse*, ce *Manuel de déontologie médicale* qui résume si éloquemment les *droits* et les *devoirs* religieux, sociaux et professionnels du médecin :

« Honorez le médecin en raison du besoin *que vous en avez et aussi* parce que c'est le Très-Haut qui l'a créé *pour vous guérir dans vos maladies.* — Car toute médecine vient de Dieu et elle recevra les présents du prince *qui en reconnaîtra la vertu.* — La science du médecin l'élèvera en honneur, et il sera loué devant les grands. — C'est le Très-Haut qui a produit de la terre tout ce qui guérit, et l'homme sage n'en aura point d'éloignement, *mais il s'en servira au besoin.* — Dieu a fait connaître aux hommes la vertu des plantes, le Très-Haut leur en a donné la science afin qu'ils l'honorassent dans ses merveilles. — Il s'en sert pour apaiser leurs douleurs et pour les guérir. — Ceux qui en ont l'art en font des compositions agréables et des onctions qui rendent la santé *aux malades*, et ils diversifient leurs confections en mille manières *pour les rendre utiles à diverses maladies.* — Car la paix et la bénédiction de Dieu s'étendent sur toute la terre, *et sur tous les besoins de ceux qui l'habitent.* — Mon fils, ne vous méprisez pas vous-même dans votre infirmité ; *ne négligez pas d'employer les remèdes que Dieu vous a donnés. N'y mettez pas néanmoins toute votre confiance ;* mais priez le Seigneur, et lui-même vous guérira *par leur moyen.* — Détournez-vous aussi du péché, redressez vos mains et purifiez votre cœur de toutes ses fautes ; *elles sont la cause la plus ordinaire des maladies.* — Offrez à Dieu, *pour les expier*, un encens de bonne odeur et de la fleur de farine en mémoire de votre sacrifice ; et que votre offrande soit grasse et parfaite ; et *après ces actes de piété*, recourez au médecin, appelez-*le pour vous traiter*. — Car c'est le Seigneur qui l'a créé. Qu'il ne vous quitte donc point, parce que son art vous est nécessaire. — Car ce sera le temps où vous devez tomber entre les mains des médecins, *et recouvrer la santé par leur ministère*. — Et, *alors*, ils prieront eux-mêmes le Seigneur, afin qu'à cause de leur bonne vie, il les conduise *dans l'application des remèdes, et qu'il les fasse heureusement servir* au soulagement et à la santé qu'ils vous veulent procurer. — *Mais voulez-vous vous passer de médecin, ne péchez point; car* l'homme qui pèche aux yeux de celui qui l'a créé, tombera entre les mains du médecin ; *le Seigneur lui enverra des maladies pour le punir de son iniquité* (1). »

(1) *Ecclésiastique* : XXXVIII, v. 1-15. *Bible* de Carrières, avec Commentaires de Ménochius.

QUATRIÈME ÉTUDE.

COUP-D'ŒIL HISTORIQUE SUR LES INSTITUTIONS MÉDICALES DES GRECS.

« Les génies universels ne sont jamais spontanés, ils ne surgissent pas tout d'un coup au sein d'un peuple ignorant; mais il faut, — et c'est là l'histoire de l'esprit humain, — que les voies leur soient préparées par les travaux et les découvertes d'une longue suite de prédécesseurs; alors apparait un de ces esprits moins rares peut-être qu'on ne pourrait le croire, mais qui, placé dans les circonstances les plus favorables à son action.... embrasse à la fois tout ce que les autres lui ont préparé, et en forme cette grande synthèse qui est la science achevée. »

(De Blainville et Maupied : *Histoire des sciences de l'organisation*, etc. : *Premières notions de la science dans l'humanité.*)

Nous avons fait à vol d'histoire, et, pour ainsi parler, à tire-d'ailes, le *périple scientifique* de l'Asie occidentale, en partant de cette terre fameuse d'Egypte, jetée comme un pont naturel entre l'Asie et l'Afrique pour entretenir des communications ininterrompues entre les hommes et les civilisations de deux immenses continents. Nous basant sur une classification non moins naturelle qu'historique en anthropologie positive, aussi bien qu'en ethnologie biblique, nous avons choisi pour objets typiques de nos recherches sur les institutions médicales primitives deux des principaux peuples anciens chez lesquels prédomina respectivement l'élément chamite et l'élément sémitique avec une double civilisation, caractéristique pour chacun d'eux, quoique dérivée évidemment d'une commune origine.

Pénétrant plus avant encore dans l'analyse de ces institutions vitales, nous avons reconnu et démontré que, seul entre tous les peuples, le peuple hébreu avait su, par un privilége divin, conserver l'héritage entier des vérités primordiales dans sa religion, sa civilisation, ses mœurs et ses lois relatives à la médecine, comme dans toutes ses institutions.

Dans chacune des civilisations du vieil Orient que nous avons abordées, nous avons trouvé des lois protectrices de la vie humaine, des habitudes sanitaires, des institutions hygiéniques et médicales, inspirées par les doctrines religieuses, les croyances cosmogoniques et les traditions nationales des peuples qui ont joué, chacun à leur tour et suivant leur rayonnement historique, un rôle prépondérant dans la marche progressive de l'humanité.

Là où la religion et les idées théologiques et anthropologiques sont restées pures, où la direction de *la science de l'homme*, de *l'art de conserver la santé et de guérir les maladies*, où l'enseignement et la profession de la médecine, pour tout dire, sont restés entre les mains des classes sacerdotales qui étaient en même temps les plus éclairées, ces institutions ont été favorables à la santé et à la vigueur des individus, des familles et des sociétés entières, au progrès moral comme au développement physique et à la multiplication de l'espèce humaine. La vitalité des nations s'est partout conservée à l'abri des lois tutélaires de la médecine tant qu'elles ont été en constante et parfaite harmonie avec l'orthodoxie des croyances religieuses et l'austérité des mœurs.

Là, au contraire, où il y a eu des altérations, des déviations, des aberrations plus ou moins considérables et funestes au point de vue moral et religieux, nous avons pu constater des aberrations, des extravagances, des superstitions correspondantes dans la médecine ou dans ce qui en tenait lieu ; témoins les opérations magiques et kabbalistiques, les pratiques abominables de tout genre, chez les Egyptiens, les Chaldéens et même les Hébreux aux temps de corruption et de décadence, ou d'excessive civilisation.

Si, de l'Occident asiatique, nous avions marché, par étapes successives, à travers la Perse, la Scythie, l'Inde et la Chine, vers l'extrême Asie, nous aurions rencontré les mêmes résultats, abouti aux mêmes conclusions que pour les civilisations que nous avons essayé de fouiller et d'explorer plus à fond. C'est pourquoi j'ai dû restreindre à l'étude de trois principaux peuples anciens de l'Orient ce premier essai et me borner à indiquer, pour les autres, les conclusions analogues à tirer de leur histoire médicale, sauf à élargir une autre fois le cadre du tableau dont je ne puis actuellement présenter qu'une réduction.

Si, d'autre part, partant des doctrines et des institutions hébraïques, « *où la science de la vie, sous son triple aspect : physique, moral et social, est déposée en germe,* » nous avions le loisir et la liberté de comparer d'un coup d'œil d'ensemble ou d'examiner en détail les institutions médicales des grandes civilisations qui ont laissé des traces ineffaçables sur cette vieille terre d'Asie, la nourrice vénérable du genre humain, aujourd'hui décrépite et agonisante, nous reconnaîtrions sans peine cette vérité historique : « C'est grâce à des emprunts faits aux institutions hébraïques, juives, et plus tard chrétiennes, que Zoroastre, Manou, Confucius, Mahomet, (peut-être Pythagore et Hippocrate, mais à coup sûr Galien), ont partout imprimé aux leurs propres ce caractère de durée qui cause notre étonnement (1). »

Nous voici près d'aborder un quatrième terme de la série progressive de nos études, un peuple de cette famille japétique, qui s'intitulait elle-même la race des *Aryas* ou des *hommes purs*, de ces Aryas, chez qui le corps est aussi bien constitué que l'âme, et offre l'organisation la plus parfaite, la mieux appropriée à la condition humaine. Ces Grecs, dont je vais parler, spirituels et intelligents, sages et savants

---

(2) Dr Francis Devay : *Hygiène des familles*, t. II. *Hygiène comparée des principales religions*, p. 357.

autant que beaux et vigoureux, braves soldats, poëtes, orateurs, artistes passionnés ; ces Romains, dominateurs intelligents du monde, dont le droit et les institutions le gouvernent encore ; ces Gaulois, nos pères, si fiers dans le combat, guerriers chevaleresques, amis dévoués, c'étaient les fils des Aryas ; « c'est d'eux que nous viennent nos idées les plus élevées, nos sentiments les plus nobles, nos fidélités inébranlables, nos généreuses abnégations à sacrifier volontiers la vie, jamais l'honneur (1). »

Mais avant de traverser les flots bleus de la mer d'Ionie, pour visiter dans l'île de Cos le temple d'Esculape, le *dieu de la médecine*, le berceau et l'école d'Hippocrate, *le Père de la médecine*, ou pour descendre sur les salubres et riants rivages de la Hellade, nous devons faire une dernière et courte halte au pied du mont Ida de Phrygie, « dans les champs où fut Troie, » pour y glaner les souvenirs héroïques et médicaux du vieil Homère.

C'est, en effet, dans les poëmes homériques, l'Iliade, l'Odyssée et autres, qu'il faut chercher à recueillir de première main tout ce que la Grèce, « amie des fables, » savait de médecine théurgique, fabuleuse, magique et positive, douze siècles avant notre ère.

Personne ne connut mieux qu'Homère l'antique renommée des Egyptiens dans l'art de guérir ; aussi bien paraît-il avoir voyagé en Egypte, autant qu'il est possible d'en juger par certaines de ses descriptions.

La médecine fut d'abord, en Grèce, la science des princes, des héros, et même des dieux, car elle descendait du ciel, d'après les croyances religieuses et populaires : le brillant Apollon se glorifiait autant d'être invoqué à titre de dieu-médecin que de dieu de l'éloquence et de la poésie. Les

---

(1) Gustave Flourens : *Histoire de l'Homme* : 1re leçon du cours professé au Collége de France, 1863-64. Voir *le Moniteur universel*, n° du mercredi 9 décembre 1863.

poëmes d'Homère ne parlent pas seulement de Machaon et de Podalire, les deux héros-médecins, fils d'Esculape, qui se partagaient, en quelque sorte, le double rôle de chirurgien et de médecin militaire de l'armée grecque occupée à faire le siége d'Ilion. Ils montrent encore, par les traditions mythologiques qu'ils contiennent, que la médecine était fort ancienne en Asie-Mineure, avant qu'on vît paraître en Grèce le fameux centaure Chiron, le maître d'Hercule, d'Aristée, de Thésée, de Télamon, de Teucer, de Jason *(le guérisseur)*, de Pélée, d'Achille, de Patrocle, de Palamède, héros dont l'époque n'est pas inconnue, dont plusieurs assistaient au siége de Troie (1), et tous renommés pour leurs connaissances médicales et chirurgicales.

Dans Homère, on voit débrider les plaies, enlever les traits reçus dans le corps, sucer ou panser les blessures, mais on ne voit pas les chirurgiens faire de grandes opérations.

Toutes ces cures sont ordinairement accompagnées de paroles mystiques. C'est ainsi qu'Homère dit qu'on arrêta par des enchantements le sang qui coulait de la plaie d'Ulysse. Pindare (*Pythiques*, ode 3e) assure qu'Esculape guérissait de toutes sortes de fièvres, d'ulcères, de blessures et de douleurs par de doux enchantements, des potions adoucissantes, des remèdes extérieurs, enfin par des incisions. On *charmait les maladies* quelquefois par de simples paroles ou par certains vers magiques. D'autres fois on gravait des mots kabbalistiques sur certains objets qu'on appliquait sur les parties malades ou qu'on portait au col; c'était ce qu'on appelait des *talismans*, des *amulettes*, des *phylactères*, etc. C'est cet ensemble d'opérations mystérieuses, de jongleries et de superstitions qui constituait, il y a trois mille ans, comme aujourd'hui par toute

---

(1) Dom Calmet : *Dissertation sur la médecine des Hébreux*, ouvrage cité.

la terre et chez les peuples les plus avancés et les plus policés de la haute antiquité, comme chez nous, au sein de nos capitales, l'art de *guérir par des secrets.* Est-il encore une fois besoin de rappeler les enchantements de Zoroastre, le législateur de la Perse ou le réformateur de ses lois, qui fut un des fondateurs des *doctrines astrologico-médicales* des Mages auxquels fut emprunté le nom de la *magie ;* les horribles maléfices attribués, à tort peut-être, aux magiciennes Circé et Médée et autres mégères de la Thessalie, ce pays classique des sorciers de l'antiquité?

De toute ancienneté les armées ont eu avec elle des médecins et des chirurgiens surtout, nous l'avons constaté dans Homère et nous le constaterions par toute la suite de l'histoire ancienne. Ainsi le grand Cyrus, suivant la remarque de Xénophon, ne manquait jamais de mener avec lui à l'armée un certain nombre d'excellents médecins, qu'il récompensait avantageusement et à qui il témoignait une grande considération. Le même Xénophon observe qu'il avait trouvé cette coutume établie anciennement parmi les généraux de la Perse et que Cyrus le Jeune en usait de même avec les médecins de son armée. Il remarque, dans son *Anabase* ou *Retraite des dix mille* (liv. III), qu'on fut obligé de s'arrêter après avoir passé à Mespile pour donner aux chirurgiens le temps de panser les blessés.

Il parle (liv. IV) de l'ophtalmie qui sévissait sur les soldats à la suite de longues marches dans la neige, et contre laquelle, à titre de moyen préservatif, on plaçait quelque chose de noir devant les yeux. Il rapporte aussi de nombreux cas de congélation qui avaient pour conséquence la mortification des parties gelées (1).

A propos des soins donnés aux blessés sur le champ de

(1) Dr Laveran : *Des maladies et des épidémies des armées*, 1 vol. in-8°. Paris, Masson, 1876.

bataille même, et de l'*institution des services d'ambulances* pour les armées anciennes, qu'il me soit permis d'indiquer en passant les divers *modes de transport des blessés* usités le plus anciennement, pour les tirer hors de la mêlée à l'abri de nouveaux coups, les préserver d'être foulés aux pieds et écrasés, et les mettre en lieu convenable pour y être pansés par les chirurgiens militaires comme dans nos *ambulances volantes*. Ils étaient transportés sur les armes ou le bouclier, à bras-le-corps ou sur les épaules, sur le char de combat, sur le cheval ou sur des litières de différentes formes, à mesure des progrès réalisés. C'était encore sur le bouclier que les soldats morts dans les combats étaient rapportés à leur famille, quand on voulait leur rendre les honneurs funèbres. On se rappelle le mot d'un patriotisme farouche de la mère Spartiate remettant le bouclier à son fils qui partait pour combattre : « *Reviens avec ou dessus.* »

On trouve des exemples de tous les modes de transport dans les récits militaires d'Homère, de Xénophon, de Thucydide et de tous les historiens et poëtes anciens. M. le professeur Pétrequin a fait un curieux travail de recherches à ce sujet dans un ouvrage que liront avec autant de plaisir que de fruit tous les hommes qui s'intéressent à l'étude comparative des institutions antiques d'assistance aux victimes du fléau de la guerre et des progrès réalisés lors de nos récentes campagnes dans cette question humanitaire (1).

Quelques mots sur le culte d'Esculape et *les mystères de la médecine* qui se pratiquaient dans les temples, avant d'aborder la science positive qui devait s'émanciper de ces sanctuaires et de leurs sombres initiations.

---

(1) Dr Petrequin : *Du transport des blessés chez les anciens, d'après les poëtes grecs et latins*, in-8°, de 106 pages. (*Extrait des Annales de la Société de médecine d'Anvers*). Vr *Lyon-Médical*, v° année, t. XIII. n° 14; 6 juillet 1873.

Ce qui nous intéresse le plus ici, c'est qu'Esculape, regardé comme ayant réellement existé, passait pour être le fils d'Apollon. Les honneurs de la divinité lui furent rendus dans des temples particuliers qu'on éleva successivement à Titane, à Epidaure, en Crète, à Pergame, à Athènes, où la société archéologique moderne de cette ville vient de retrouver ce sanctuaire avec les bas-reliefs représentant le Dieu de la médecine et son fils Machaon (1), à Smyrne, ainsi que dans presque toute la Grèce, en Egypte, et, enfin, à Rome, vers 290 avant J. C.

Les murailles de ces divers temples étaient tapissées de *tableaux* ou *d'offrandes*, *ex voto*, représentant les cures que le dieu avait opérées. Les prêtres, les prêtresses et les gardiens de ces temples *préparaient les remèdes* que *l'oracle* avait indiqués, en surenchérissant parfois, dans un but lucratif.

Esculape eut pour fils *Machaon*, *Alexanor*, *Podalire ; Hygie*, sa fille, fut prise pour *l'emblème de la Santé* et vénérée comme telle par les Grecs.

D'après Etienne de Bysance, au retour de la guerre de Troie, où il avait accompagné Agamemnon avec son frère Machaon, Podalire se fixa dans la Chersonèse et ses descendants y demeurèrent plusieurs siècles, jusqu'à ce qu'enfin ils vinrent s'établir dans l'île de Cos ; c'est là que nous retrouverons Hippocrate, le plus illustre d'entre eux.

Entrons dans la brillante période de la civilisation grecque.

Il n'est pas plus permis aujourd'hui de croire à l'état prétendu sauvage des premiers habitants de la Grèce, qu'on a tant calomniés, qu'à la fécondité prétendue spontanée du génie autochtone de la race hellénique, qu'on a tant célébré. Il y a là une légende des deux parts : or, la critique et l'histoire ont pour mission et pour devoir de percer les

---

(1) V[r] le *Journal officiel*, n° du 13 juillet 1876.

légendes et de les expliquer. Venus du plateau central de l'Asie, à travers les dépressions et les défilés caucasiques, ces *portes des nations*, destinées à leur ouvrir les contrées de l'Europe, les Grecs sont bien, sans doute, un peuple primitif aussi bien que les peuples que nous avons étudiés jusqu'ici. Mais, en vérité, le génie grec n'a rien créé de soi; en effet, la civilisation grecque a, elle aussi, ses ascendants et ses facteurs, dont nous avons étudié déjà les principaux : l'Egypte, véritable aïeule de toutes les civilisations humaines, l'Assyrie, l'Asie Mineure.... Il n'est pas moins vrai, toutefois, qu'aucun des peuples anciens n'a eu et porté au même degré que les Grecs la vertu de s'assimiler et de transformer, avec autant de bonheur, les dogmes et les inventions des autres. L'esprit grec a seul eu le don de comprendre, d'élaborer, de perfectionner les éléments confus, les matériaux bruts reçus de toute part et lentement accumulés à son profit. Ainsi s'est formé, comme par une série d'alluvions progressives, cette civilisation marquée en tout point de l'empreinte du caractère natif et des qualités propres des Hellènes, qui, après s'être répandue sur tous les rivages de la Méditerranée et avoir enfanté la civilisation romaine, est devenue, par la suite des temps, non plus seulement *nationale*, mais *humaine*.

Race admirablement saine et vigoureuse, d'une organisation heureuse au physique et au moral, ils se sentaient capables de fonder des sociétés supérieures et ne tardèrent pas, grâce à la beauté éternellement proverbiale, aussi bien qu'à la salubrité du climat de la Grèce, à se développer d'une manière plus remarquable et plus suivie que les autres peuples. Divisés en un certain nombre de petits Etats indépendants, quoique confédérés par le lien amphyctionique pour les grands intérêts de race et de nationalité, ils s'étendirent, à l'ouest, jusqu'en Italie, où il y eut la Grande-Grèce ; au sud-est, jusque sur les côtes de l'Asie-Mineure ; à l'est, jusque sur les rives les plus éloignées de la mer Noire.

C'est des institutions générales de cette grande confédération hellénique, relatives à la médecine et à l'hygiène publique et privée, que nous avons à nous faire une idée exacte et précise.

Tous les *législateurs* des cités grecques, qui furent presque tous aussi de ces hommes honorés par l'antiquité du titre de *sages de la Grèce*, eurent en vue, dans leurs institutions politiques et économiques, la conservation et la pureté des familles, le perfectionnement corporel et intellectuel de la race, et l'accroissement régulier, mais modéré, de la population de chaque ville et de chaque Etat, en proportion de ses ressources territoriales, agricoles, industrielles et alimentaires. Tous furent éloignés, dans leurs lois, de favoriser les progrès indéfinis et rapides de la population. On peut dire que les malheureux principes du *malthusianisme* sont des *dogmes économiques* empruntés à la civilisation hellénique; au contraire la croyance et le noble sentiment de foi à la Providence, qui fait considérer les familles nombreuses comme une preuve des bénédictions du Ciel, est un dogme révélé d'en haut aux nations patriarcales, hébraïques et chrétiennes.

Ces législateurs, grands hygiénistes pour la plupart, étaient souvent *médecins ou physiciens de profession*; tels furent, par exemple, Pythagore et Démocrite, qu'on a dit, à tort, avoir été l'un des maîtres d'Hippocrate, et qui, d'après Pline l'Ancien « illustrait la magie, en même temps qu'Hippocrate illustrait la médecine. »

Ils pourvurent à toutes les questions qui intéressent l'art médical, par de sages règlements qui présidaient à la *puériculture*, c'est-à-dire aux soins méthodiques de l'enfance et à l'éducation de la jeunesse, regardée chez les Grecs comme faisant une partie essentielle du gouvernement, laquelle était à peu près partout publique, gratuite et nationale.

En prévision de la bonne conformation et de la bonne venue des enfants dès leur vie embryonnaire, de la préservation des vices et maladies héréditaires dans les familles, ils prescrivaient scrupuleusement le *choix des mariages*, *l'âge légal de la nubilité* dans les deux sexes, les lois de succession civile et de *divorce en certains cas d'extinction masculine*, pour perpétuer les races. Dès qu'une femme avait conçu, ils l'entouraient de ménagements et de précautions, de façon à ce qu'elle ne pût éprouver, dans le cours de sa grossesse, que des émotions agréables, être exposée ni à des accidents fâcheux, ni à des impressions pénibles, et qu'elle n'eût devant les yeux que de gracieuses et nobles figures.

Mais ils imposaient parfois aux parents le sacrifice impitoyable des *non-valeurs*, — soit de la population infantile, soit de la population sénile, — qu'on me passe ce mot qui n'est pas de moi, mais qui rend bien l'esprit de certaines *lois draconiennes* de quelques cités grecques et surtout des peuplades barbares voisines de la Grèce.

C'est ainsi que les lois de Lycurgue ordonnaient aux familles spartiates de procéder, dès le moment de la naissance, à une *sélection artificielle* qui ferait tressaillir les darwinistes, en jetant aux gouffres du Taygète ou en exposant à une mort certaine, à la voirie, les nouveau-nés malingres ou difformes, qui n'avaient pas à attendre d'être recueillis par des âmes compatissantes. Il faut rappeler, à l'honneur des Thébains, de ces Béotiens si lourds, au dire des spirituels et élégants Athéniens, que leurs lois, presque seules en Grèce, proscrivirent formellement l'abandon et l'exposition des enfants, cette honte universelle à peu près du monde antique, sur laquelle il n'y a plus à revenir.

Chez les nations barbares, les enfants étaient jetés dans les fleuves, quand ils étaient de trop ou incapables de soutenir la *lutte pour la vie*. Les vieillards infirmes, impotents, étaient égorgés, assommés, parfois dévorés comme des bouches inutiles et des fardeaux onéreux. « Etienne de Bysance et Strabon disent que les habitants grecs de Yalis, dans l'île de Cos, patrie d'Hippocrate, donnaient la ciguë aux sexagénaires, pour que les serviteurs eussent de quoi vivre (1). »

Les législations grecques ordonnaient à partir du berceau, pour les enfants d'élite et bien venus, les soins de *l'allaitement maternel* ou *mercenaire* au besoin ; leur passage, au sortir de la première enfance, des mains des femmes entre les mains des *pédagogues* ou instituteurs *publics*, du gynécée aux *gymnases*, aux *écoles* y attenantes, où ils recevaient simultanément une *éducation corporelle*, basée sur une *méthode d'endurcissement* par des bains froids à la mer ou dans les fleuves, des luttes et des exercices variés et journaliers, le massage, exécuté par les *iatraleptes*, etc., et une *instruction primaire commune*. « L'objet de l'éducation, d'après Platon (*Des lois*, liv. 7.), est de procurer au corps la force qu'il doit avoir, à l'âme la perfection dont elle est susceptible. »

Les exercices corporels, cette partie de l'hygiène qui a tant d'importance à tous les âges, fut en grande pratique aussi bien que les ablutions et les bains chauds et froids, chez les Grecs, qui les érigèrent en institutions nationales et consacrèrent l'art gymnastique à Apollon-médecin. La plupart des cérémonies religieuses, des assemblées générales, telles que les jeux olympiques, qui réunissaient les peuples de la Grèce à certaines fêtes si renommées, furent établies dans le but spécial de faire exercer tous les individus et de les tenir en haleine par une émulation continuelle.

Les grandes mesures de salubrité publique, en tout temps, les précautions prises en cas d'épidémies, la répartition des secours médicaux et du personnel médical, pour pourvoir à de telles calamités, furent toujours l'objet d'une administration prévoyante et bien entendue.

(1) Eusèbe de Salles : *Hist. gén. des races humaines* ou philosophie *ethnographique*, in-18, Paris, 1849, note 96e.

Durant la terrible peste d'Athènes, si dramatiquement rapportée par Thucydide, Hippocrate qui avait répondu par un refus si patriotique, dit-on, aux offres éblouissantes du grand roi de Perse, pour l'attirer à son service et le faire venir combattre le même fléau qui ravageait son empire, se dévoua tout entier au salut de son pays, et atténua les désastres de ce mal terrible, par les précautions sanitaires qu'il indiqua, particulièrement en faisant allumer de grands feux avec des plantes aromatiques.

Nous arrivons à Pythagore et à Hippocrate, que nous pouvons à bon droit nommer, en dehors même de leur génie philosophique et de leur immense valeur morale, les deux créateurs de l'hygiène rationnelle et de la médecine pratique chez les Grecs. Qu'on ne s'étonne pas de voir accoler, pour la première fois peut-être, d'une façon si étroite, ces deux noms inséparables dans l'histoire des institutions médicales, c'est-à-dire des progrès de la *science de l'homme physique et moral*, chez ce peuple immortel dont la gloire intellectuelle et artistique a survécu à une civilisation périssable ; chez ce peuple qui, dans sa longue vie nationale, « a réussi dans tout ce qu'il a conçu et fait, et si bien réussi que nul autre, humainement parlant, ne l'a surpassé. »

Il m'est malheureusement interdit d'essayer même d'esquisser, dans les limites étroites de cette étude, le magnifique tableau des institutions hygiéniques et morales de Pythagore, qui, seul de cette illustre pleïade de sages, de législateurs et de chefs d'écoles philosophiques et savantes du monde grec, a pris à tâche et eu la fortune d'appliquer les ressources naturelles et transcendantes de l'hygiène au bonheur et au perfectionnement de l'humanité.

Parmi les belles et nobles théories qui virent le jour au sein des splendeurs de l'antiquité grecque, il faut, en effet, placer au premier rang les *instituts pythagoriciens*. Leur auteur fut un des hommes qui conçurent le mieux le système qu'il fallait adopter pour arriver à l'ennoblissement et à la perfection de l'espèce humaine. Contrairement à ce qui est arrivé à tant de rêveurs, d'idéologues et d'utopistes anciens et modernes, depuis Platon lui-même jusqu'à J.-J. Rousseau, Saint-Simon, Aug. Comte, et à nos socialistes et inventeurs de Constitutions modernes, ses vues ne demeurèrent pas dans le domaine vague d'une stérile abstraction ; elles se réalisèrent par des institutions vigoureuses, au moyen desquelles Pythagore poursuivit sa noble tâche d'*instituteur des hommes*, — au sens le plus élevé de ce titre dont personne ne fut plus digne, — et au double point de vue de l'âme et de la chair (1).

Ce qui sortit de ces institutions, ce fut cette Ecole et cette cité de Crotone, dans la Grande-Grèce, « que l'on put justement appeler une *Ecole de Bonheur*, » et une *République modèle et invincible*, tant que l'une et l'autre surent rester fidèles aux leçons et aux exemples de leur magnanime fondateur.

Le bien que ce grand homme opéra de son temps, l'ascendant que sa nature supérieure sut prendre sur ses semblables, lui attirèrent les plus éclatantes marques d'estime et de vénération. Ses disciples, au rapport d'Aristote, voyaient en lui un intermédiaire entre l'homme et la Divinité. Lorsque le temps, qui n'épargne pas les plus belles choses, et de l'ordre physique et de l'ordre moral, eut dispersé les habitants vertueux et paisibles des frais ombrages de Crotone, leur race généreuse ne s'éteignit pas tout entière. On en vit fleurir quelques rejetons aux époques de décadence. Platon répétait souvent que la vie d'un pythagoricien était devenue synonyme d'une vie exemplaire ; Pline et Plutarque ont cité un décret public du Sénat romain, par lequel celui-ci déclara, deux cents ans après la mort du philosophe

(1) Professeur Francis Devay : *Hygiène des Familles*, t. II, IVe partie; Sect. 2 ; chap. II : *Fragment de l'Histoire philosophique de l'hygiène. — Des Instituts hygiéniques de Pythagore et de leur influence sur les sociétés antiques. — Les Crotoniates et les Sybarites.*

médecin et législateur, qu'il reconnaissait Pythagore pour le plus sage et le plus éclairé de tous les Grecs...

Je ne finirais pas si, pour donner à Hippocrate toute la place convenable dans cette étude, je ne savais m'arrêter et résister au désir de reproduire dans ses détails « un des plus curieux spectacles qu'ait offerts l'histoire des hommes. » Je préfère indiquer, aux lecteurs désireux d'y assister, le savant et attrayant chapitre qu'a consacré à Pythagore et à ses institutions, dans son œuvre capitale, excellente à tous les titres, un de nos maîtres en médecine, à la mémoire duquel j'ai déjà rendu l'hommage de mes souvenirs et de mes regrets et auquel j'ai emprunté, désespérant de si bien dire, la meilleure part du résumé qui précède.

Ce que fut Jupiter, le père des dieux et des hommes, dans l'Olympe grec et dans la divinisation des grandes forces de la nature, Hercule, le héros dompteur de monstres et vainqueur des éléments pernicieux de la nature, dans les travaux gigantesques qui préparèrent la civilisation ; Homère, dans la poésie humanitaire ; Platon, dans la philosophie idéaliste ; Socrate, dans la morale individuelle et sociale ; Aristote, dans l'encyclopédie des connaissances humaines ; Apelles, le compatriote d'Hippocrate, dans l'art du peintre, et Phidias, dans celui du sculpteur, chez un peuple de savants et d'artistes ; Hippocrate le fut dans la *science de l'homme* et dans *l'art de prévenir et de guérir ses maladies physiques et morales, par une imitation sagace et rationnelle de la nature, et non par une stérile méditation sur la mort*.

Aussi mérita-t-il, alors qu'il n'était rien moins en réalité que le créateur de la médecine, même en Grèce, l'honneur et le titre incontesté de *Père de la médecine*, chez ces mêmes Grecs, épris à l'excès du culte du beau, constamment adonnés à la *culture de la forme*, dans l'éducation corporelle et intellectuelle de leurs enfants ; dans l'*esthétique nationale*, comme dans les arts, où jamais ils ne s'éloignaient de la réalité. « Quand on eut mesuré l'angle facial de leur Apollon, il sembla que c'était un type de convention, idéal, impossible, et l'on en trouva ensuite, parmi les paysans grecs, des modèles vivants, avec des fronts aussi développés, des os maxiliaires supérieurs aussi perpendiculaires. »

C'est qu'ils comprenaient et appréciaient la vraie beauté humaine, la beauté intelligente, la beauté vivante, la beauté respirant à la fois le fonctionnement parfaitement équilibré et régulier de l'âme et du corps, la pensée et la santé, « *mentem sanam in corpore sano.* »

Hippocrate, considéré comme *législateur de la médecine* et comme *instituteur de médecins*, comme philosophe, comme moraliste, comme économiste, comme penseur humanitaire, comme écrivain et praticien, comme citoyen plein de patriotisme et de désintéressement, comme homme religieux et vertueux sans superstition et sans faiblesse, est évidemment le génie le plus complet et le plus noble représentant de la Grèce antique; il semble qu'un rayon émané du Sinaï ait, durant ses longs voyages à la recherche de la science et de la vérité, reposé sur son front pour en rehausser la vénérable auréole.

« Les plus vastes empires ne pourront donc disputer à la petite île de Cos la gloire d'avoir produit l'homme le plus utile à l'humanité; et, aux yeux des sages, les noms des plus grands conquérants s'abaisseront devant celui d'Hippocrate (1). »

Qu'importe, après cela, que la vie d'Hippocrate, comme celle de tant d'autres bienfaiteurs de l'humanité, soit presque inconnue, au moins incertaine dans ses détails ; tandis que celle de tant de grands tueurs d'hommes a été enregistrée avec un soin minutieux, jusque dans les plus odieux épisodes, par l'*histoire-bataille*, qui a été trop souvent la

---

(1) Abbé Barthélemy : *Voyage du jeune Anacharsis en Grèce, etc.* Paris, 1789, t. VI; ch. LXXIII, p. 181.

seule histoire du genre humain? Qu'importe que la personnalité historique d'Hippocrate-le-Grand semble, comme celle d'Homère, disparaître sous le type légendaire d'un médecin demi-dieu, surchargé d'inventions et d'embellissements invraisemblables? Quand le personnage fantastique de la légende aura disparu, il restera à jamais ce qui vaut mieux, un très-grand homme, qui a fait par lui ou par ses disciples de très-grandes choses, qui a rendu d'immenses services à l'humanité souffrante, et dont les doctrines et les institutions, précieusement conservées et adoptées par toutes les nations et par tous les médecins vraiment dignes de ce titre, produiront encore des milliers de guérisons et préviendront surtout des milliers de maladies, après des milliers d'années.

Hippocrate vint à son heure, eut une vie admirablement remplie et mourut presque centenaire, comme tous ces patriarches, ces Nestors des vieux âges, qui eurent une grande mission à accomplir; et pourtant il trouvait *sa vie bien courte pour un art aussi long que le sien.*

Une généalogie, fabuleuse peut-être, le rattachait à Hercule par sa mère; par Héraclide, son père et son premier maître, à Podalire et à Esculape, dont il aurait été le dix-septième descendant. Il serait né vers la première année de la 80e Olympiade, c'est-à-dire vers l'an 460 avant Jésus-Christ.

Quoiqu'il en soit de cette origine, que lui attribuent les *apothéoses*, c'est avec raison que Platon, l'un des premiers contemporains qui aient médité et cité ses doctrines, lui donne, dans le *Protagoras*, le titre d'*Asclépiade* ou fils d'Esculape. Car les Asclépiades n'étaient pas une seule famille de médecins, mais bien des membres de *corporations* sacerdotales et médicales à la fois, instituées sur le modèle de celles de l'Egypte et des autres peuples de l'Orient, et qui, dès les temps plus anciens, avaient eu le privilége exclusif et héréditaire, dans certaines familles, de la pratique de la médecine. Ce privilége, d'ailleurs, ils commençaient, au ve siècle avant notre ère, à le partager avec d'autres concurrents, qui avaient obtenu de gré ou de force l'initiation aux mystères et au culte d'Apollon et d'Esculape.

Ces corporations de prêtres-médecins habitaient autour des temples d'Esculape, et, dans ces édifices appelés *asclépions*, tout était disposé à la fois pour le culte et la pratique de l'art, pour le service du dieu et celui des malades. Il s'était fondé sur le continent et dans les îles de la Grèce, depuis la constitution de la société hellénique, un grand nombre de ces *asclépions*, dont les plus considérables réunissaient le triple caractère de *temples*, d'*hôpitaux* et d'*écoles de médecine*. Les plus renommés de ces sanctuaires de l'art médical, entre tous les temples d'Esculape que j'ai cités précédemment, étaient, au temps qui précéda Hippocrate, ceux de Cyrène, de Rhodes, de Cnide et de Cos, quatre écoles-sœurs qui rivalisaient entre elles de progrès et de découvertes.

Les Asclépiades y traitaient les maladies suivant des règles confirmées par de nombreuses guérisons, consignées dans les *tablettes votives* et les *archives des temples*.

Les malades, riches ou pauvres, qui venaient se faire traiter dans les temples, avaient l'habitude d'y laisser, comme témoignage de leur reconnaissance, des présents en proportion de leur fortune, avec l'indication des maladies dont ils avaient été guéris et des remèdes employés. Ces notes recueillies étaient une des sources de l'enseignement médical. Le livre intitulé : *Prénotions Coaques*, qui se trouve dans les œuvres hippocratiques, n'est sans doute qu'un recueil de notes de ce genre.

Telle était l'école où Hippocrate commença son noviciat médical à Cos, et acquit doublement le titre d'Asclépiade, sous lequel il est désigné plusieurs fois par Platon, son contemporain. C'était, en quelque sorte, le *diplôme de docteur* de ce temps-là, qui couronnait les études scientifiques et pratiques, et conférait la licence et l'autorité nécessaires pour enseigner et exercer à son tour la médecine. Ce titre, d'ailleurs, n'obligeait pas le médecin qui en était revêtu à se renfermer dans le temple où il l'avait reçu, puisque Hippocrate, qui faisait partie, par héritage professionnel, du *sacerdoce médical* de Cos, qui appartenait à une famille illustre, que l'on disait descendre d'Esculape, parcourut comme médecin *périodeute*, c'est-à-dire *voyageur* ou *ambulant*, différentes parties de la Grèce, de l'Europe septentrionale, la Lybie et l'Egypte, et peut-être une portion de l'Asie alors connue.

C'est à la poursuite de ces nobles conquêtes, où le poussa le seul amour du bien et de la vérité, qu'il devait mourir, loin de son île natale, au fond de la froide Thessalie, avide de savoir davantage et partout occupé de perfectionner la pratique de son art.

Nul doute, en effet, qu'Hippocrate n'ait beaucoup voyagé, à la façon d'Homère, d'Hérodote, de Pythagore, de Solon et de tous les grands génies d'une époque où la science restait isolée et ne venait point au-devant de ses adeptes, mais où il fallait que ses adeptes courussent après elle.

La véritable gloire d'Hippocrate, c'est donc d'avoir ouvert la marche scientifique, en créant l'histoire naturelle des maladies chez l'espèce humaine, et, par là, d'avoir jeté les véritables bases de la science médicale en la faisant entrer dans la voie des sciences naturelles. Par l'inauguration de la *médecine clinique*, inconnue avant lui, paraît-il, en Grèce du moins, c'est-à-dire, par la méthode *d'observation au lit même du malade, par l'étude et la description des maladies d'après nature*, au lieu de se borner, comme ses devanciers, à les apprendre dans les livres spéculatifs de l'école ou dans les ouvrages des philosophes et des praticiens, il fit assez pour qu'on ait pu le proclamer le *fondateur de la séméïotique* ou du *diagnostic* et du *pronostic*, et c'est là la base de l'art de guérir : connaître la maladie par ses caractères, ses symptômes, ses différences ou ses analogies avec d'autres maladies; en suivre et en deviner la marche, afin de pouvoir, dans les cas prévus, appliquer les remèdes convenables. Ce grand pas le conduisit logiquement à créer *la diététique* ou *le régime* convenable dans les *diverses maladies aiguës et chroniques*, puis le *traitement naturel des maladies* et, par suite, la *méthode d'expectation* ou *médecine expectante*, qui consiste à *laisser agir la nature* et à *seconder les efforts vers les résultats indiqués par elle.* Il ne fut toutefois ni anatomiste ni, par conséquent, physiologiste, ni même *thérapeutiste actif*, au sens où nous employons actuellement cette expression.

La promptitude avec laquelle les Grecs, par une coutume autant hygiénique peut-être que religieuse, inhumèrent d'abord, puis brûlèrent généralement plus tard les cadavres de leurs morts, et le respect qu'ils attachaient à leurs restes, rendirent toujours impossible chez eux la dissection des cadavres humains à Hippocrate et à ses successeurs. La dissection des corps d'animaux, dont il se contenta comme Démocrite, et à laquelle il apportait d'ailleurs peu de soin, ne lui permit de connaître aucune des autres parties de l'anatomie que *l'ostéologie*, qu'il put apprendre plus facilement sur les ossements humains desséchés ou épargnés par le bûcher funéraire. Il lui fut donc impossible de faire une bonne *physiologie*, cette science ayant sa source dans l'*anatomie* même.

Il est plus intéressant et se montre vraiment le créateur de l'*histoire naturelle*, *de la physique* et de la *géographie médicales*, dans son célèbre traité « *des eaux*, *des airs et des lieux.* » Après y avoir parlé de l'examen, de l'importance, de la position des lieux et des effets des diverses expositions, le fondateur de la météorologie appliquée à la médecine a fait ressortir l'influence que l'air exerce, suivant ses qualités locales et actuelles, sur la vie et la santé, de manière à formuler, lui le premier, la grande théorie des constitutions atmosphériques; ce qui aide à resoudre le problème complexe des influences physiques morbifères. Il achève l'*étude médicale des grands modificateurs cos-*

miques par celle des eaux, de leurs propriétés et de leurs qualités variées; des avantages et des inconvénients de leurs usages multiples, internes et externes, soit pour la boisson, soit pour les bains, si fréquemment usités chez tous les anciens peuples.

J'ai dit quelques mots, en passant, de l'emploi journalier des bains et des ablutions, et des habitudes hydrothérapiques nationales, chez les Egyptiens, les Hébreux, et surtout chez les Grecs. Les eaux thermales, près desquelles étaient situés la plupart des temples du monde païen, et les puits dans des terrains sulfureux, chez les Gaulois, près des sanctuaires druidiques, ont servi tout d'abord au traitement des maladies. Enfin, une des plus grandes ressources de notre art a été, de tout temps et chez toutes les nations, l'eau de mer, considérée comme un moyen des plus efficaces pour guérir tous les maux (1). J'ajouterai que les articles hydrologiques contenus dans le traité d'Hippocrate et épars dans ses œuvres sont de la plus haute importance médicale encore aujourd'hui.

Hippocrate n'appliqua pas avec un moindre avantage, à la *prophylactique des maladies, l'usage méthodique du mouvement et de l'exercice* ou *la gymnastique médicale*, partie de l'hygiène qui remonte à la plus haute antiquité, et que son maître, *Hérodicus*, au dire de Platon, avait le premier réunie à la médecine scientifique. C'est là ce que, de nos jours, on a encore renouvelé des Grecs, sous le nom de *kinésithérapie*, de *gymnastique rationnelle*, etc.

Enfin, il fit faire de grands progrès à la chirurgie, déjà en pleine vigueur de son temps. « Hippocrate, — dit

(1) Qu'il me soit permis de renvoyer, pour le développement de ces idées, soit à l'ouvrage déjà cité : *Introduction à la Thalassothérapie*, in-8°, Boehm, Montpellier, 1866; soit au suivant : *Histoire de la Thalassothérapie;* mémoire couronné par le jury de l'Exposition internationale de pêche et d'aquiculture d'Arcachon en 1866, publié dans le *Courrier d'Arcachon*, en 1866.

M. Pétrequin, dans une savante étude sur le père de la médecine, — à nos yeux, est encore plus remarquable comme chirurgien que comme médecin (1). »

Au point de vue de la *philosophie de la médecine*, Hippocrate accepta nettement les causes finales et l'action de la Providence sur les créatures. Pour lui, comme pour toute la science religieuse dans tous les temps, c'est Dieu qui châtie par les maladies et qui fait réussir les médications, qui conduit aux portes du tombeau et qui en ramène. Cette croyance fut même une des grandes causes qui le conduisirent à secouer le joug de la superstition et de la jonglerie, à les bannir de la médecine, et enfin à préconiser la seule morale qui pouvait conduire au progrès.

C'est dans la lecture de ses écrits que l'on peut du reste achever de connaître Hippocrate : sa haute intelligence, son noble caractère s'y révèlent à chaque instant. Rien de plus beau que son écrit du *Serment*, qui sera reproduit tout à l'heure, et où il trace, en s'engageant à les remplir, tous les devoirs d'un médecin véritablement honnête homme et religieux.

Non content d'avoir consacré ses longs jours au soulagement des malheureux, il laissa, pour l'*institution du médecin*, des règles d'une sagesse éprouvée dont je dois me borner à analyser les conclusions : « Quel est donc le médecin qui honore sa profession? Celui qui a mérité l'estime publique par un savoir profond, une longue expérience, une exacte probité et une vie sans reproche ; celui aux yeux duquel tous les malheureux sont égaux, comme tous les hommes le sont aux yeux de la Divinité ; qui accourt avec empressement à leur voix sans acception de personnes, leur parle avec douceur, les écoute avec attention, supporte leurs impatiences et leur inspire cette confiance qui suffit quelquefois pour les rendre à la vie ; qui, pénétré de leurs

---

(1) Pétrequin : *Fragments de littérature médicale ; Etudes sur les médecins Grecs : Hippocrate.* (Revue du Lyonnais, t. xv, 1856.)

maux, en étudie avec opiniâtreté la cause et les progrès, n'est jamais troublé par des accidents imprévus, se fait un devoir d'appeler au besoin quelques-uns de ses confrères (en consultation), pour s'éclairer de leurs conseils; celui, enfin, qui, après avoir lutté de toutes ses forces contre la maladie, est heureux et modeste dans le succès et peut, du moins, se féliciter, dans ses revers, d'avoir suspendu des douleurs et donné des consolations.

» Tel est le médecin philosophe qu'Hippocrate comparait à un dieu, sans s'apercevoir qu'il le retraçait en lui-même. » (1)

J'ai cru devoir terminer l'étude précédente par la reproduction intégrale du chapitre de l'*Ecclésîastique*, attribué à Jésus, fils de Sirach, qui renferme, en quelques magnifiques versets, tout le *Code des droits et des devoirs du médecin*, chez les anciens Hébreux. Je ne crois pas moins opportun de clore cette étude sur les institutions médicales des anciens Grecs en reproduisant ici, conformément au texte original qui nous est parvenu, *le serment d'Hippocrate*. Il formera en quelque sorte le pendant du chapitre précité de l'*Ecclésiastique*, et pourra servir de terme de comparaison entre les idées que se faisaient de la dignité professionnelle, du rôle social et des fonctions publiques du médecin, aussi bien que de l'importance et de la nécessité de la médecine, les représentants les plus autorisés de la science et de l'art, les plus grands génies des civilisations hébraïque et hellénique parvenues à leur plus haute expression.

J'en emprunterai le texte à une des dernières communications que le savant et religieux professeur Pétrequin, un de nos maîtres regrettés, dont l'Ecole de Lyon déplore la perte récente, fit à la Société nationale de Médecine de Lyon, dans la séance du 31 août 1875.

« Après avoir indiqué les conditions dans lesquelles le

(1) Abbé Barthélemy : *Voyage du jeune Anacharsis*, livre cité. T. VI, p. 181.-2.

serment d'Hippocrate était prononcé, et rappelé que *l'Ecole de Cos* était une *confrérie médicale* où l'on n'entrait qu'en prenant certains engagements, M. Pétrequin donne la traduction du texte du *serment :*

« Je jure par Apollon médecin, par Esculape, Hygie et Panacée, prenant à témoin tous les dieux et toutes les déesses, de remplir fidèlement, autant qu'il dépendra de mon pouvoir et de mon jugement, ce serment et cet engagement écrit :

» Je jure de considérer à l'égal de l'auteur de mes jours celui qui m'aura enseigné l'art de la Médecine, de partager avec lui mes moyens d'existence, de pourvoir à ses besoins, s'il est dans la nécessité; de regarder ses enfants comme mes propres frères, et, s'ils veulent étudier cet art, de le leur apprendre sans salaire ni engagement; de communiquer les préceptes généraux, les leçons orales et tout le reste de la doctrine à mes fils, à ceux de mon maître et aux disciples enrôlés et assermentés suivant la loi médicale, mais à aucun autre.

» Je ferai servir le régime diététique au soulagement des malades selon mon pouvoir et mon jugement, et j'écarterai tout ce qui pourrait être nuisible et injuste; jamais, quelques sollicitations qu'on m'adresse, je ne donnerai à personne un médicament qui puisse causer la mort, ni ne suggérerai un semblable conseil; de même je ne donnerai à aucune femme de pessaire abortif. Je conserverai pure et chaste ma vie et ma profession. Je n'opérerai point les calculeux, et je m'éloignerai des hommes qui pratiquent ces opérations. Dans quelques maisons que j'entre, j'irai dans le but de soulager les malades, me préservant de tout méfait volontaire et corrupteur, ainsi que de tout commerce honteux, soit avec les femmes, soit avec les hommes, libres ou esclaves. Les choses que je pourrai, dans l'exercice ou même hors de l'exercice de ma profession, voir ou entendre dans la société des hommes, et qui ne doivent point être divulguées, je les tairai, les regarderai comme des secrets inviolables.

» Si je remplis fidèlement ce serment et si je ne faillis point, qu'il me soit donné de jouir heureusement et de la vie et des fruits de mon art, honoré à jamais parmi les hommes; mais si je le viole et que je me parjure, qu'il m'arrive tout le contraire. »

L'auteur examine ensuite l'opinion des anciens sur l'authenticité de ce *serment*. Accepté comme véridique par les anciens, il fut plus tard l'objet de doutes qu'exprimèrent surtout Mercuriali et Sprengel. S'appuyant sur des témoignages affirmatifs de Platon et de Galien, M. Pétrequin démontre l'authenticité de ce document. Il ajoute que ce serment est tout rempli du reflet de l'esprit d'Hippocrate, spécialement au point de vue de la *diététique*, qui n'a acquis de l'importance qu'à partir de l'enseignement du médecin de Cos.

Avec leurs fortes institutions politiques, économiques et médicales, les cités républicaines de la Hellade devaient forcément succomber, du jour où leurs limites montagneuses et maritimes, suffisantes pour maintenir en équilibre, instable, il est vrai, de petits Etats qui avaient pu, durant un temps donné et dans leurs enceintes naturellement isolées et fortifiées, se développer sous des formes sociales et des constitutions politiques déterminées par le *climat d'habitat* et le tempérament de chaque race particulière, au gré de chaque législateur, deviendraient impuissantes à les sauvegarder et à les défendre de l'ambition et des forces supérieures de quelque formidable ennemi, à la façon d'Alexandre ou des généraux romains.

Personne n'a défini bien sûrement les causes déterminantes du dépeuplement, de la décadence et de la défaite facile de la Grèce ancienne, cet héroïque berceau du savoir et de la liberté. Un de nos principaux philosophes catholiques, trop âpre et trop injuste envers le génie grec, pour que nous soyons d'accord sur ce terrain, a prononcé : *que les Grecs sont morts de faim.* Oui, à la longue, car il y a *l'anémie et la misère physiologique des peuples*, comme il y a celle des individus. *Mais surtout ils sont morts d'orgies et de voluptés sans nom, de saturnales gigantesques, de spectacles inouïs, de rêveries romanesques, de parlementarisme à outrance et de modes extravagantes*, en artistes enfin, comme ils avaient vécu.

Je rappellerai, à ce propos, tout en lui laissant la responsabilité de son opinion, qu'un Allemand a soutenu, il y a quelques années, dans je ne sais quelle université d'outre-Rhin, une thèse médico-philosophique sous ce titre, heureusement latin : « *De morbo democratico, novà insaniæ formà.* » *Maladie ou vésanie nouvelle*, c'est bon et facile à dire, de la part d'un peuple qui a profité de ce qu'elle sévissait chez nous pour achever ce qu'avait préparé notre folie nationale. Mais ne vaudrait-il pas mieux qualifier cette *maladie démocratique : renouvelée des Grecs?* N'est-ce pas quand elle fut chez eux à l'état d'épidémie pernicieuse, qu'on put dire hardiment : *Finis Græciæ!* Que Dieu nous préserve de ces agitations fiévreuses et malsaines chroniques, au bout desquelles il n'y aurait plus que ce pronostic fatal : *Finis Galliæ!* si l'on ne savait que : « *Dieu a fait les nations guérissables,* » pourvu qu'elles croient en lui et lui demandent de les sauver.

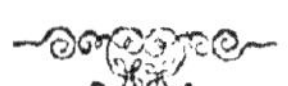

CINQUIÈME ÉTUDE.

COUP-D'ŒIL HISTORIQUE SUR LES INSTITUTIONS MÉDICALES DES ROMAINS.

> « Les Grecs ont surtout été remarquables par la grandeur des hommes, les Romains par la grandeur des choses. Rome et Athènes, parties de l'état de nature pour arriver au dernier degré de civilisation, parcourent l'échelle entière des vertus et des vices, de l'ignorance et des arts. On voit croître l'homme et sa pensée : d'abord enfant, ensuite attaqué par les passions dans la jeunesse, fort et sage dans son âge mûr, faible et corrompu dans sa vieillesse. »
>
> (Chateaubriand : *Génie du Christianisme;* liv. III, ch. 3.)

En même temps que la puissance intellectuelle de la Grèce avait créé la *science de démonstration* et *l'art d'expérimentation* qu'Aristote avait perfectionnés en embrassant le cercle complet des connaissances humaines; sa puissance politique, unifiée et personnifiée en Alexandre-le-Grand, le protecteur d'Aristote et son élève à la fois, prenant son expansion à son tour, avait entraîné le monde sur la voie du progrès vers la fusion générale des peuples.

L'évolution historique de Rome, que nous allons étudier, va continuer le même effort de centralisation universelle, en nous offrant, toutefois, un phénomène bien différent.

Rome était née pour dominer le monde par la force, comme la Grèce était née pour le dominer par l'esprit. Ces brigands, enfants de la Louve, qui fonderont la Ville-Eternelle, pauvres et dénués d'abord, mais doués d'une immense énergie et d'une vigueur physiologique à toute épreuve, forcés à l'origine de vaincre pour vivre, devront en contracter l'habitude ; il leur faudra d'abord conquérir, par le rapt, par la violence, jusqu'à leurs épouses. Les armes soumettront d'abord, puis la politique incorporera les cités et les peuples, vaincus de proche en proche, à la cité romaine et au peuple romain; et, par cette politique, résumée en ces quatre mots :

Parcere subjectis et debellare superbos,

Epargner les vaincus et dompter les rebelles, Rome se soumettra l'univers, et le peuple-roi deviendra le grand maître dans l'art d'organiser et d'administrer les forces sociales communes.

Nous ne devons nous attendre à trouver ni parmi les rudes sujets des premiers rois de Rome, entre lesquels brille comme pontife-législateur l'Etrusque Numa, ni parmi ces fiers républicains, dont les guerres extérieures et plus souvent encore les guerres intestines pour se disputer le pouvoir absorbaient le génie tout militaire, quelques-uns de ces grands hommes qui servent et hâtent le progrès humanitaire.

Le caractère religieux va s'effacer de plus en plus, la puissance intellectuelle deviendra nulle; et, quand les Romains auront asservi la Grèce, ils comprendront la supériorité de l'esprit des Hellènes, bien plus, ils auront le bon sens de s'y soumettre et de se faire les disciples et les clients de ces esclaves et de ces vaincus, devenus leurs maîtres dans les sciences et dans les arts.

Jusqu'ici, en effet, nous avons vu la médecine, avec toutes ses dépendances, partout enseignée et pratiquée comme un sacerdoce mystérieux, héréditaire, comme un privilége exclusif de corporations de prêtres et de savants, jaloux de leur prestige autant que de leur savoir, et ne les communiquant qu'à des adeptes d'élite et de familles illustres. A Rome, nous allons trouver la médecine nulle d'abord, inconnue et repoussée de tous, réduite à quelques invocations aux dieux-médecins des Grecs ou à quelques incantations magiques; exercée ensuite par des esclaves, des affranchis ou des étrangers, venus de leur chef ou amenés par la servitude, chez un peuple qui n'aimait que la guerre, jusqu'au jour où le fondateur de l'empire romain, Auguste, guéri par un affranchi, et l'antique Sénat romain qui ne saura plus qu'aduler le prince, conféreront de concert, à tous les médecins romains, *l'anneau d'or, signe de la noblesse,* et les immunités les plus considérables et les plus étendues.

Si l'on prétend qu'on guérit sans médecine, comme ce fut le cas des Romains des premiers âges, on ne peut éviter d'avouer qu'on a recours à la médecine naturelle, instinctive à l'homme, et peut-être aux animaux. L'histoire, ou plutôt la tradition pseudo-historique, comme l'affectionnait Pline l'Ancien qui la rapporte, nous dit que les Romains se adssèrent pendant près de six cents ans de médecins, et qu'Archagatus, fils de Lysanias, fut le premier médecin libre qui vint du Péloponèse s'établir à Rome, pour y exercer son art, surtout comme chirurgien, l'an 535 de la fondation de Rome, sous le consulat de L. Æmilius et de L. Julius, l'année même où commença la deuxieme guerre punique. (218 av. J. C.)

Nous voulons bien ne pas le nier absolument; cependant, leur maxime : « *Minerva Romanorum medica* (1), » nous dé-

---

(1) Tous ceux qui sont entré à Rome par la voie ferrée moderne connaissent le temple de la *Minerva-Medica, Minerve-Médecine*, la première ruine qu'on trouve à droite, en franchissant les murs d'enceinte.

Tout près de cette ruine, des fouilles récentes (1875) ont fait découvrir une voie antique, enfoncée à quatre mètres environ au-dessous du sol actuel et flanquée de chaque côté de tombeaux souterrains et de cellules mortuaires ou *Colombaires*, renfermant, les premiers, des squelettes entiers; les seconds, des *urnes cinéraires*, contenant des cendres mêlées de débris d'os calcinés, avec des monnaies romaines destinées à payer à Caron le passage du Styx.

Ces cellules, encore ornées de fresques d'une précieuse rareté et d'une parfaite conservation, indiquent vraisemblablement, avec les autres débris découverts, qu'on se trouve là en présence de sépultures remontant à la république romaine. Les Romains, on le sait, enterraient d'abord leurs morts, et

montre qu'ils se sont gouvernés dans cette période par la *sagesse* qui est la maîtresse d'un enseignement hygiénique naturel, par des moyens même poussés à outrance (1), et d'une pratique empirique de la médecine, telle qu'on l'a supposée chez les premiers hommes.

Il serait, en effet, surprenant que les Romains, non plus que d'autres peuples aussi civilisés, se fussent passés si longtemps de médecins; il y a là une évidente exagération contre le bon sens et l'histoire même, car partout où il y a eu quelque souffrance humaine, il y a eu des hommes pour la soulager.

Nous en trouvons, d'ailleurs, une preuve topique dans Denys d'Halicarnasse, qui, à l'occasion d'une peste qui fit périr à Rome, l'an 301, presque tous les esclaves et la moitié des citoyens, dit que les médecins ne suffisaient pas pour le nombre des malades; il y en avait donc alors, d'indigènes ou d'étrangers, esclaves sinon libres, un nombre suffisant en temps ordinaire (2).

La médecine, toutefois, paraît avoir été importée à Rome comme la religion et la philosophie, soit de chez les Etrusques, déjà fort avancés dans les sciences et les arts, dès la fondation de Rome, puisque Numa, le second de ses rois,

---

prirent ensuite le parti de les *brûler*, afin d'empêcher les ennemis de les déterrer, comme il était arrivé. Il paraît, par ces découvertes, que l'*incinération* ou *crémation* n'était pas d'un usage général; on ne brûlait probablement que les cadavres des personnes riches et de qualité. Quant aux esclaves et aux pauvres gens, on les enterrait tout simplement : les esclaves à côté de la famille de leurs maîtres, dont les cendres reposaient dans les urnes funéraires; les pauvres, dans de profondes et sombres fosses communes qu'on nommait *putiluci*. Ainsi, de tout temps, l'égalité prétendue des hommes, au moins dans la mort, n'a été qu'un vain mot, et les priviléges de quelques-uns n'ont pu s'effacer dans le sépulcre même, si tant est que la *crémation* ait été un privilége à Rome. (*Journal officiel*, n° du 24 août 1875.)

(1) F. Paollini : *Flagellum salutis*, etc.

(2) Denys d'Halicarnasse : *Antiquités romaines*, liv. x, p. 677.

fut à la fois son vrai législateur civil et religieux, soit de chez les Grecs, avec lesquels elle fut d'abord en contact et en rapports de voisinage et d'influence réciproque par la Grande-Grèce, et leurs autres colonies italiques. Nécessairement, la religion y précéda la médecine ; mais celle-ci y précéda de beaucoup la philosophie, et, du reste, par les mêmes causes. Les *épidémies pestilentielles y appelèrent la médecine, d'abord sous forme religieuse*, par l'érection successive de temples dédiés à Apollon et surtout à Esculape, dès le IIIe siècle de Rome. Avec le culte d'Esculape, il est probable que des Asclépiades, ses prêtres, y vinrent de la Grèce pour le desservir et durent, dès lors, partager l'exercice de la médecine avec les esclaves ou les affranchis lettrés et instruits dans cet art, qui en avaient jusque-là le monopole et dont la valeur vénale était considérable, en proportion de leur savoir.

Le temple d'Esculape était bâti dans cette île du Tibre, où plus tard on envoyait *guérir, à la grâce du dieu*, ou mourir de leur bonne mort les esclaves épuisés, décrépits, infirmes ou malades.

La médecine prit ensuite le caractère d'hygiène, faisant partie de l'économie domestique et rurale dans les écrits de Varron, Columelle, Vitruve même; elle prit, plus encore pour les particuliers, le caractère de *magie* et d'*incantation* ; nous avons vu qu'on trouvait un manuel complet de formules magiques, pour *guérir* ou *rebouter par paroles et par charmes*, dans le compendieux traité d'*Economie rurale* du vieux Caton, ce *censeur* avare, secrètement dissolu et pirement débauché sous ses dehors stoïques, qui enseignait les moyens économiques d'utiliser les vieilles ferrailles d'une exploitation rustique et de se débarrasser de toutes les *non-valeurs humaines*, le saint de son époque, détracteur acharné de la médecine rationnelle et des médecins sérieux, qu'il ne tint pas à sa manie d'ostracisme à leur égard, de ne pas faire expulser de Rome; Caton, en un mot, qui tint la parole et le haut bout dans la *morale pratique, les sciences et les arts* de son temps : « *Risum teneatis, amici.* »

L'abaissement de la Grèce, consommé par sa conquête et par la prise d'Athènes par Sylla, entraîna les philosophes et les médecins vers Rome, d'abord peut-être esclaves, et ensuite de leur plein gré, lorsque la ville des Césars devint le centre du monde civilisé occidental.

Ce qu'il y a de certain, c'est que les médecins grecs ne furent point bannis de Rome avec les autres Grecs, après la mort et toutefois par le décret de Caton le Censeur, où ils étaient nommément marqués. Si l'on dut recourir souvent, à défaut de médecins libres, à des esclaves ou affranchis, c'est que, jusqu'au temps de Pline l'Ancien, c'est-à-dire, jusqu'à notre ère, « de toutes les professions, celle de la médecine, quelque lucrative qu'elle fût, était la seule qu'aucun Romain n'avait exercée, parce que la majesté romaine la trouvait au-dessous d'elle; et si quelques-uns s'en mêlèrent, ce ne fut, pour ainsi dire, qu'en passant dans le camp des Grecs et en parlant leur langue; car, tels étaient l'entêtement et la manie des Romains, même de ceux du petit peuple, qu'ils ne donnaient leur confiance qu'aux étrangers, comme si leur santé et leur vie eussent été plus en sûreté entre les mains de ceux dont même ils n'entendaient point le langage (1). »

Aussi, le ministère des médecins était-il regardé comme une œuvre purement servile, à laquelle on ne donnait qu'une médiocre confiance et, partant, une médiocre estime. Avant le Christianisme, le travail et la pauvreté étaient, à Rome, l'objet du mépris universel; les richesses et le pouvoir seuls étaient considérés. Rien donc d'étonnant que le médecin, voué à un rude labeur personnel, ne fût enveloppé dans la même proscription sociale. Il est évident que le peuple qui sacrifia toujours jusqu'aux plus tendres et plus indestructibles sentiments de famille à un devoir stoïque

(1) Pline : *Histoire naturelle*, liv. XXIX, chap. I.

et à un patriotisme inflexible, qui, plus tard, faisait périr pour son plaisir dans les cirques impériaux des milliers de créatures humaines, ne pouvait avoir le sentiment de la philanthropie, même naturelle, bien développé.

Ce qu'on doit regretter, peut-être plus que la situation modeste, souvent infime, où les médecins furent tenus à Rome jusqu'à la fin de la République, c'est que l'exercice de la médecine n'ait été soumis à aucun contrôle. Se prétendait et s'intitulait médecin, médicamentait, saignait et purgeait qui voulait, pourvu qu'il parlât grec.

En vain Sylla institua-t-il une loi destinée à punir les médecins pour leur négligence ou leur impéritie, et fit-il condamner, « dans ces cas, à la déportation, le médecin d'une condition un peu relevée, et à la mort, celui qui était d'une condition plus basse. Par nos lois, il en est autrement, ajoute Montesquieu, à qui j'emprunte cette citation. Les lois de Rome n'avaient pas été faites dans les mêmes circonstances que les nôtres : à Rome, s'ingérait de la médecine qui voulait, mais parmi nous les médecins sont obligés de faire des études et de prendre certains grades; ils sont donc censés connaître leur art (1). » Cette loi tomba d'elle-même, faute de base et de sanction justifiée. Comment, en effet, apprécier la culpabilité ou la responsabilité d'un médecin ? Grave question toujours pendante, et probablement à jamais insoluble.

En résumé, les médecins qui pratiquaient à Rome, sous la République, soit la médecine civile, soit la médecine militaire, dont la double organisation, bien étudiée en ces derniers temps surtout, par des médecins historiens, ne date guère que du commencement de l'ère impériale ; ces médecins, dis-je, étaient la plupart étrangers, privés du *droit de cité*, et n'ayant, par conséquent, aucun des *privilèges attachés à la qualité de citoyen romain. Ce fut Jules César,*

(1) Montesquieu : *De l'Esprit des lois*, nouv. édit. ; Londres, 1772, liv. XXIX, ch. XIV. T. III, p. 426-7.

au rapport de Suétone, *qui, le premier, accorda le droit de cité aux médecins. « Omnesque medicinam Romæ professos et liberalium doctores..... civitate donavit.* »

On doit présumer que les consuls, les préteurs et autres personnages élevés avaient des médecins personnels, attachés comme esclaves à leur suite, et qu'ils menaient avec eux en campagne ou dans leurs résidences de fonctionnaires ; c'est ce qui résulte d'un texte de Plutarque racontant le suicide de Caton d'Utique.

Mais ce fut sous Auguste que la profession médicale devint véritablement une profession libérale. Le premier Empereur honora de sa confiance un affranchi, Antonius Musa, son médecin, l'un des véritables créateurs de la *méthode hydrothérapique* qui avait été assez heureux pour le guérir, en peu de jours, d'une dangereuse maladie qui l'avait réduit à l'extrémité, en le traitant d'une façon toute opposée à celle qu'on avait employée jusque-là, et lui faisait prendre des bains froids et boire de l'eau froide.

Cette heureuse cure valut à Musa, outre de grandes largesses qui lui furent faites par l'Empereur et le Sénat romain, et des faveurs inusitées, dont il s'empressa de faire profiter ses confrères, un privilége singulier qui n'avait été jusqu'alors octroyé qu'aux personnages les plus qualifiés. Non-seulement, en effet, tous les médecins romains, en considération de Musa, furent exemptés de tous impôts à perpétuité, non-seulement le peuple romain, par reconnaissance, lui fit élever une statue auprès de celle d'Esculape ; mais encore le prince et le Sénat lui accordèrent, à lui et à tous ceux qui dans la suite exerceraient la médecine, le droit honorifique de porter l'anneau d'or des chevaliers, qui, chez les Romains, était la marque distinctive de la noblesse. « *Cette loi constitutive de l'anoblissement des médecins*, qui avait été solennellement rendue en des circonstances graves, » nous la verrons se perpétuer à travers les siècles et amener dans les Universités chrétiennes la coutume de remettre aux médecins gradués *l'anneau d'or* qui conférait un titre de noblesse, en même temps que le *diplôme* qui leur conférait le *titre de docteur*, « coutume qui ne fut ni abrogée, ni interrompue pendant près de dix-sept cents ans (1). »

Dès ce moment seulement la considération se porta sur les médecins, dès ce moment aussi les médecins étrangers affluèrent à Rome et y acquirent de grandes richesses, en rivalisant entre eux de science, d'expérience, et parfois aussi de charlatanisme. C'était à qui inventerait une *médication nouvelle*, une *panacée*, une *spécialité* au moins, tout comme de nos jours. Non-seulement l'hydrothérapie était connue et mise à la mode par de graves personnages consulaires, Sénèque, Horace, etc., mais encore beaucoup de faux ou de vrais malades se rendaient, à chaque saison propice, dans les *stations* lointaines d'*eaux minérales* ou *thermales*, sur les ordonnances des médecins qui en reconnaissaient et en préconisaient les vertus diverses.

L'astrologie et la magie aussi florissaient entre les mains des vieilles esclaves de l'Orient ou de Thessalie, qui ne négligeaient pas non plus l'art des Médées et des Locustes, et ne se faisaient faute de mêler les poisons à leurs sorcelleries, mais le métier était périlleux; quelques-uns des premiers Césars ne dédaignaient pas d'y recourir au besoin, témoin le *doux Néron;* mais, en général, ils s'en défièrent toujours, et la police romaine avait l'œil ouvert sur cette industrie assassine.

Il n'en était pas de même de celle des *sagas* ou *sages-femmes*, qui, sous le couvert commode de leur profession ostensible et utile *d'accoucheuses*, se faisaient souvent les entremetteuses de toutes les mauvaises passions entre personnes de toute condition sociale, et déshonoraient l'art médical par mille pratiques criminelles.

---

(1) Pétrequin : *Mélanges d'histoire, de littérature et de critique médicale ; de chirurgie et de médecine* ; 2 vol. in-8°; 1864 et 1870. *Mémoire sur la noblesse des médecins*, etc., *autrefois et aujourd'hui.*

C'est aussi sous les empereurs, époque de la formation des armées permanentes et de la constitution de la marine romaine, par les flottes permanentes de Misène et de Ravenne, que le service médical fut réellement et sérieusement introduit dans l'armée, et définitivement organisé dans la marine impériale.

Enfin, ce n'est que depuis l'ère impériale et l'ère chrétienne à la fois, que la profession médicale fut solidement constituée et l'assistance médicale bien organisée à Rome.

La situation et le rôle du médecin civil et du médecin militaire dans la Rome impériale, le service médical des armées, à Rome et dans les provinces, et de la marine de l'empire, l'assistance médicale publique et privée chez les Romains; le service médical de la maison impériale, des jeux du cirque, des gladiateurs, des familles d'esclaves, des associations ou sociétés de secours mutuels entre artisans de mêmes corporations ; celui des hôpitaux fondés au IVe siècle de notre ère seulement, par une grande dame romaine et chrétienne, Fabiola, descendante de l'illustre famille des Fabius ; celui des indigents secourus avant cette fondation, par un semblant de philanthropie plutôt que par une véritable charité ; celui des *enfants alimentés (alimentarii pueri)*, gloire du règne des Antonins : tels seront les objets de plus en plus intéressants pour nous de la première Étude qui sera consacrée, dans la seconde partie de ce travail, aux *Institutions médicales depuis l'ère chrétienne.*

Il nous reste à examiner, comme nous l'avons fait jusqu'ici, la constitution sociale et légale de la famille à Rome, dans ses rapports avec les institutions médicales et économiques de la République jusqu'au siècle d'Auguste.

« Dans les premiers siècles de Rome la femme, dès qu'il s'agit d'en faire une mère de famille, est entourée d'une considération, de ménagements inconnus dans la plupart des civilisations primitives. La constitution civile de la famille, le matérialisme même des lois ont tourné à son avantage et ont fait de son union une cérémonie religieuse, et d'elle-même une souveraine honorée du foyer domestique.... En n'accordant aucune action au mari contre la femme coupable d'adultère ou qui a déserté la maison, ni à celle qui se plaint des traitements de son mari ou de l'injustice de sa répudiation,... en n'entrant dans aucun des détails du mariage, mais en établissant une règle unique, Romulus assura la modestie et la pudeur de la femme. Ainsi s'exprime Denys d'Halicarnasse *(De Romulo)*... » (1).

« A Rome, dit le R. P. Ventura, tant que la religion primitive s'y conserva pure, à l'aide des mœurs et des traditions, et que l'idolâtrie y fut presque inconnue, la femme conserva beaucoup de sa grandeur et de sa dignité. La femme, mère de famille (*mater familias*), aussi bien que la femme, veuve d'un seul mari (*univira*), et surtout la vierge (*virgo*), y étaient en vénération.

» Mais, lorsqu'à la suite des conquêtes que Rome fit en Afrique, en Asie et en Grèce, le paganisme y fit irruption, avec l'infâme cortége de ses doctrines et de ses mœurs, la constitution de la famille y fut renversée et la condition de la femme y devint aussi déplorable que partout ailleurs. Du berceau au tombeau, sa vie n'y fut qu'une série non interrompue d'humiliations, de souffrances et de douleurs. » (2).

L'unité du mariage fut abolie par la *polygamie*, que nous avons trouvée établie de fait, sinon en droit, dans toutes les civilisations antiques, et par le *concubinat légal*, à Rome, qui n'en fut qu'une forme officielle sans déguisement autre que celui de *l'intention des parties*, de *l'affection du mari* et de *la dignité de la femme*. Son *indissolubilité* fut brisée

(1) M. A. Grindon : *Etude sur l'amélioration progressive de la Condition des femmes, en droit romain et en droit français.* Thèse (pour le doctorat en droit) soutenue à la Faculté de Grenoble, 1860 ; Lyon, in-8°. Section II : *L'Epouse.*

(2) Le R. P. Ventura de Raulica : *Apostolat de la femme catholique depuis l'origine du Christianisme jusqu'à nos jours.* Paris, Vaton, 1862, in-8°. t. 1. Part. I, ch. VIII. *Passim.*

par le *divorce*, dont le premier cas historique connu, celui de Sp. Carvilius Ruga qui, l'an 525 de Rome, *répudia sa femme stérile,* fut au moins motivé sur un prétexte spécieux, mais dont les exemples, de plus en plus nombreux, par le consentement mutuel, ou *ob leviores mores*, dégénérant en habitude cynique et en caprices licencieux, furent les signes de l'effroyable corruption de Rome, la sanction de la décadence morale et la page la plus honteuse de l'histoire de la femme romaine. Sa *sainteté* fut foulée aux pieds par la *prostitution*, qui arriva à son comble aux derniers jours de la république et aux débuts mêmes du césarisme. Le *mariage*, cette grande institution divine, principe et base de la société, de la santé, de l'accroissement et de la force des individus et des familles , fut dès lors converti en un fait purement humain, en un rapprochement vague, passager, accidentel, dont l'homme seul dictait toutes les conditions de la manière ou pour le temps qu'il lui plaisait, et tirait tous les profits sans assumer la moindre responsabilité morale.

Dès lors le temps n'est plus où « la femme est la Vesta du foyer domestique, où, quand elle est absente, on sent que la maison manque de sa divinité (1). » Il n'y a plus désormais, pour les *censeurs* aux abois, de moyens et de lois pour conjurer un mal sans remède, à la vue de la dépopulation rapide des citoyens qui, « en détruisant tous les peuples, se détruisaient eux-mêmes ; » il n'y a plus, pour la femme romaine, à espérer de refaire la race par la maternité et l'éducation, de reprendre sa mission sociale et patriotique de mettre au monde, d'allaiter et d'éduquer des enfants bien venus et robustes, pour recruter les armées sans cesse éclaircies de la République. « *Educit obstetrix, genitrix autem educat*, » avait dit, aux beaux jours des Cornélie, des Sempronia, Varron qui répétait ce qu'avaient dit Lycurgue, Platon, Aristote.

(1) Troplong : *Contrat de mariage*; préface.

L'enfance n'avait pas trouvé, dès le principe, autant de garanties et de protection que la femme dans les lois et les mœurs de Rome. Sans parler de Romulus et de Rémus, ces deux frères-jumeaux exposés par ordre de leur oncle, et pourtant appelés àsie hautes destinées, comme Moïse et Cyrus, leurs illustres prédécesseurs; les enfants à Rome naissaient et restaient toute leur vie, surtout les filles puînées, la *propriété*, la *chose* du *père de famille*. Il pouvait, à son gré ou à son caprice, appuyé sur les opinions de la philosophie grecque de Platon, d'Empédocle, à savoir que « l'*embryon* ou *le fœtus* non arrivé à son terme n'est pas encore un homme vivant, » le détruire dans cet état, sans croire commettre un homicide.

« Ces oracles de la philosophie avaient été traduits en lois; Lycurgue, Solon et les Décemvirs romains, auteurs de la loi des Douze Tables, avaient autorisé l'infanticide sans distinction de temps, depuis sa conception ou depuis sa naissance. Ainsi, à Rome, comme en Grèce, l'infanticide se commettait sans réserves, comme sans pudeur et sans remords. » (P. Ventura, *ouvr. cité*). Aux époques de démoralisation, vers la fin de la République, les riches et les nobles, comme les pauvres, quand ils croyaient avoir assez d'enfants, deux ou trois au plus, ne donnaient pas même aux suivants la peine de naître; souvent on les tuait dans le sein de la mère, sans se préoccuper aucunement du danger de la tuer elle-même avec son fruit avorté.

« Lorsqu'on s'apercevait que l'épouse était enceinte de nouveau, on lui ordonnait de prendre le *breuvage pour avorter* qui se trouvait tout prêt et qu'on vendait partout, comme à présent l'on vend partout la rhubarbe et la magnésie. Ce crime était devenu une chose si indifférente et si régulière, que bien souvent la femme n'attendait pas qu'on le lui ordonnât pour avaler le *remède* contre... la vie de l'enfant, et qui, quelquefois, tuait la mère en même temps que l'enfant. » (P. Ventura, *ouvr. cité*).

Suivant Montesquieu, que je cite textuellement sans

commentaire, « les premiers Romains eurent une assez bonne police sur l'exposition des enfants. Romulus, dit Denys d'Halicarnasse, imposa à tous les citoyens la nécessité d'élever tous les enfants mâles et les aînées des filles. Si les enfants étaient difformes et monstrueux, il permettait de les exposer, après les avoir montrés à cinq des plus proches voisins. (La loi des Douze Tables ordonnait, d'après un passage de Cicéron, qu'ils fussent étouffés.)

« Romulus ne permit de tuer aucun enfant qui eut moins de trois ans ; par là il conciliait la loi qui donnait droit de vie et de mort sur leurs enfants, et celle qui défendait de les exposer. La loi qui ordonnait aux citoyens de se marier et d'élever tous leurs enfants (sans exception), était en vigueur l'an 277 de Rome, toujours d'après Denys d'Halicarnasse ; on voit que l'usage avait restreint la loi de Romulus, qui permettait d'exposer les filles cadettes (1). »

Ce qui ressort en fait de ces données quelque peu contradictoires de Montesquieu, c'est que le père de famille, lorsque la *sage-femme* ou *accoucheuse* venait déposer à ses pieds l'enfant qui venait de naître, pouvait, à sa volonté, en l'*élevant* du sol, le prendre dans ses bras et le remettre à la *nourrice mercenaire*, chargée de l'allaiter, ou à sa mère, à peine délivrée et toute tremblante à la fois de ses douleurs et pour l'existence de l'enfant qui les lui avait coûtées.

« En ce cas, le nouveau-né était conservé pour le moment, sauf toujours le droit du père de s'en débarrasser plus tard, en le vendant ou en le tuant de sa propre main. Mais si le

---

(1) Montesquieu : *De l'Esprit des lois*, liv. XXIII, chap. XX : *De l'Exposition des enfants*. Edit. nouv., Londres, 1772, in-12, tom. III, p. 110-111. — On ne peut s'empêcher de faire cette réflexion à ce passage : Voilà une singulière façon chrétienne ou même humanitaire d'estimer la valeur d'une vie humaine, qu'exprime avec une imperturbable sérénité, d'un cœur léger, un des coryphées de l'économie politique et sociale au XVIIIe siècle. Combien la marquise du Deffand avait-elle raison de dire que Montesquieu avait *fait de l'esprit*, on pourrait même ajouter, *de l'esprit fort sur les lois.*

père, en détournant les yeux, laissait l'enfant sur le sol, on l'étranglait, ou bien on allait l'*exposer* au *Vélabre* ou le jeter, comme une immondice, à la *Cloaca Maxima* ou à la rivière.

» Les pauvres exposaient ou tuaient leurs enfants; s'ils faisaient quelque exception à cette règle c'était toujours en faveur d'un garçon; il n'y avait pas de grâce pour les filles qu'on considérait comme un lourd fardeau. Les nobles et les riches, lorsqu'ils avaient deux ou trois enfants, faisaient, eux aussi, périr impitoyablement tous les autres. »

Et le stoïque Sénèque, et Caton, le modèle de l'époque, qui, répudiant sa femme, avait l'infamie, avant qu'elle quittât la maison conjugale, de la faire déshonorer par ses esclaves, qu'il faisait assommer une fois vieux et mis au rebut, et le grave Quintilien proclamaient *qu'il est raisonnable d'écarter de la maison les choses inutiles*, et que *tuer ses propres enfants est souvent une très-belle action.*

Il faut chercher dans Montesquieu, et dans les historiens romains, les causes de l'état de la Grèce et des autres peuples, de leur *population urbaine*, avant les victoires des Romains, et de la *dépopulation de l'univers* qui suivit leurs conquêtes; de la *nécessité où les Romains se trouvèrent de faire des lois pour la propagation de l'espèce, et de la nature de ces lois*, rendues vaines et illusoires par des mœurs sans nom qui firent de l'Europe un désert et de l'empire une proie facile aux Barbares.

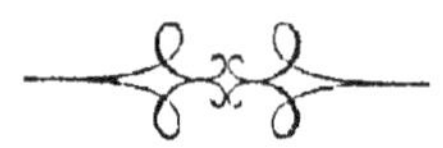

SIXIÈME ÉTUDE.

PORTRAIT ETHNOLOGIQUE ET PHYSIOLOGIQUE

DES GAULOIS

COUP D'ŒIL HISTORIQUE

SUR

LEURS INSTITUTIONS HYGIÉNIQUES ET MÉDICALES

Je me propose de couronner la série de mes études sur les institutions médicales des principaux peuples anciens, en retraçant dans un dernier tableau la physionomie ethnologique, le caractère physiologique, moral et social des anciens Gaulois, nos ancêtres historiques sur le sol de la patrie, où s'étaient succédé avant eux diverses races humaines, telles que les peuplades troglodytiques des cavernes et celles des habitations lacustres, des rivages, des enceintes fortifiées aux divers âges préhistoriques de la pierre, du bronze et du fer.

Mon but est de donner une idée aussi exacte, aussi précise qu'il est possible aujourd'hui, des institutions, des mœurs, des habitudes, des conditions générales et spéciales, relatives à l'hygiène publique et privée, à la médecine prophylactique et thérapeutique, à l'accroissement et à la protection de la population et des familles gauloises avant les invasions et les conquêtes des Romains et des Barbares d'origines diverses qui devaient, par leur fusion, constituer plus tard la nation française.

Il n'est pas besoin d'insister sur l'importance et l'intérêt de premier ordre qui s'attachent actuellement à de semblables recherches; car, s'il est vrai que ce sont les institutions sociales, les mœurs, les habitudes et les traditions qui font les peuples, autant que les conditions géologiques et géographiques et les milieux naturels d'existence et de lutte pour la vie ; si l'on a pu dire, non sans quelque raison plausible, par exemple, *que la destinée des nations dépend de la manière dont elles se nourrissent*, rien ne peut mieux que la connaissance de leur hygiène et de leur médecine respectives fournir le *criterium* et la mesure de la constitution générale, du tempérament national, de la vitalité, de l'aptitude et de l'énergie caractéristique de chaque peuple à remplir sa destinée providentielle, c'est-à-dire sa fonction spéciale dans la vie de l'humanité.

Il vint un jour où Rome résolut d'en finir, par un suprême effort, avec un peuple de même race que ses enfants; ce peuple primitif et vivace, elle l'avait rencontré comme une pierre d'achoppement en travers de toutes ses entreprises et de ses conquêtes. C'était le seul qui eût osé marcher droit à elle, faire obstacle à ses vues et à ses éternelles destinées, et qui eût pu contempler en vainqueur les flammes de ses maisons incendiées, le seul qu'elle n'eût encore osé aller attaquer sur son propre territoire, et qu'elle n'aurait jamais vaincu ni dompté peut-être, si ses divisions intestines n'avaient plus largement concouru à sa défaite que le génie de son vainqueur.

Tels étaient, dès lors, les Gaulois, nos pères, dépeints en quatre mots par leur conquérant comme une nation d'hommes animés par ces deux puissantes passions : « *combattre et discourir.* » Tels nous sommes restés en devenant Français, à travers bientôt vingt siècles, «peuple et soldats de Dieu dont l'épée et la parole ont de tout temps servi de contrepoids à l'empire du monde. »

Avant d'esquisser le portrait physique et moral de nos véritables aïeux suivant l'esprit et suivant la chair, avant de décrire leurs doctrines et leurs institutions relatives à l'hygiène et à la médecine, demandons-nous à quelle branche primordiale de l'immense famille humaine appartenaient les tribus ignorées des premières migrations qui avaient devancé les peuplades proto-historiques le long des grands fleuves ou des rivages maritimes, vers les plateaux et les sommets montagneux, jusqu'aux finistères de l'Europe, et qui nous ont laissé, dans leurs abris troglodytiques et leurs habitations lacustres, ou leurs demeures impénétrables, au sein des forêts vierges de la Gaule, durant les divers âges de la pierre éclatée et taillée, de la pierre polie, du bronze et du fer, aux époques du mammouth, du renne et de l'ours des cavernes, non-seulement des instruments et des produits de leur grossière industrie, des débris accumulés de leur cuisine grossière, mais encore et spécialement à notre point de vue médical, de singuliers spécimens d'instruments et d'opérations d'une chirurgie absolument primitive, tels qu'on en rencontre encore chez les hordes sauvages de l'Amérique, de l'Océanie et de tant d'autres régions du globe, même bien plus rapprochées de nous [1]?

---

[1] Mon intention est de consacrer ailleurs une étude spéciale à l'hygiène, à la médecine, à la pathologie et à la chirurgie des races préhistoriques. Je me contenterai de mentionner ici sommairement et en passant, comme objets intéressants pour cette étude : *la trépanation du crâne*; les *perforations artificielles du crâne*, par un mode opératoire de râclement, à l'aide de grattoirs ou couteaux de silex; *les amulettes crâniennes*, formées de rondelles osseuses détachées après la mort par une méthode de sciage circulaire des crânes d'individus trépanés de leur vivant; la trépanation pratiquée parfois sur le crâne des enfants vivants, afin, suppose-t-on, de

La question complexe de l'ethnogénie gauloise a été, depuis cinquante ans surtout, étudiée à fond, examinée sous toutes ses faces et discutée à tous les points de vue avec les ressources immenses d'une érudition et d'une critique sans précédents, par des maîtres autorisés, tels que Amédée Thierry, Roget de Belloguet, Henri Martin, les deux Flourens, de Quatrefages, Alexandre Bertrand, le docteur Broca, etc., des historiens, des linguistes, des anthropologistes de premier ordre, et spécialement en ces dernières années avec toutes les

---

donner issue à l'esprit mauvais, cause des affections convulsives chez les enfants: les essais probables d'*amputations chirurgicales des membres inférieurs*, à l'aide d'instruments ou couteaux de pierre, ainsi qu'on a pu le déduire sans invraisemblance d'une curieuse découverte faite, en 1874, dans une caverne de l'Aveyron ; enfin, les exemples de *prothèse* ou *mécanique chirurgicale compliquée*, en usage, paraît-il, dès les temps les plus reculés, s'il faut en juger par la découverte d'un squelette complet, muni d'une jambe de bois articulée à l'aide de courroies de cuir et d'attaches de bronze, dans une caverne sous-marine d'une bouche du Missisipi. Qu'est-ce là, d'ailleurs, sinon cette pratique actuelle des sauvages de la mer du Sud, qui, suivant une note du *Medical Times*, pratiquent avec un fragment de verre la trépanation pour une foule de maladies et de douleurs du côté de la tête : vertiges, céphalalgies, migraines, vésanies, etc., etc., ou que celle des Albanais, des Monténégrins et de leurs prétendus médecins qui usent et abusent, à tout propos et hors de tout propos, de la *trépanation, de la saignée* et des incisions crâniennes? Enfin, certains squelettes préhistoriques, entre autres, celui d'une femme présumée âgée d'environ 50 ans, provenant de la station bien connue de Solutré (Saône-et-Loire) (époque néolithique) et figurant aujourd'hui dans une vitrine du musée géologique de Lyon, présentent ces phénomènes très-curieux de pathologie, à savoir: des exostoses très-prononcées sur des points divers, en particulier pour celui que je viens de citer, sur les faces antérieures des tibias. L'analyse histologique et l'anatomie comparée de ces ossements ne fournirait-elle pas, à elle seule, les éléments d'une intéressante discussion sur l'origine toujours controversée et non résolue de la syphilis, sous ce titre piquant: *La syphilis tertiaire avant l'histoire?*

données précieuses de la craniologie comparée ; est-ce à dire que tous les points essentiels soient vérifiés avec certitude et résolus désormais sans conteste ? L'avenir seul peut porter sur ces débats encore pendants un jugement sans appel.

Toutefois, l'opinion la plus probable, appuyée sur le plus grand nombre des témoignages et des monuments acceptés comme probants par une sévère critique, est celle à laquelle était arrivé le premier, par l'étude des textes historiques, Amédée Thierry, et où l'étude des monuments d'archéologie ou paléontologie humaine ont conduit l'éminent fondateur et directeur du musée de Saint-Germain, M. Alex. Bertrand.

Il est donc à peu près acquis aujourd'hui, et je me range volontiers, pour ma part, à cette vue générale, que la vieille terre gauloise, — comme l'antique Germanie, —aurait successivement reçu deux invasions : celle des Gaëls et des Kymris, suivant Am. Thierry ; celle des Celtes et des Gaulois ou Galates, suivant M. Alex. Bertrand. Seulement, celui-ci reconnaît que, antérieurement aux deux invasions des Gaulois, les uns de race sacerdotale, les *prêtres* ou *druides* de César, qui introduisirent en Gaule la civilisation et la religion druidique, et les autres, de race guerrière, les Gaulois de Brennus, les *chevaliers* de César, qui succédèrent aux Druides dans la suprématie nationale, il y avait déjà dans ce pays des populations établies à la suite d'une migration primitive, et civilisées, de race celtique, suivant les uns, de souche touranienne, suivant d'autres; populations auxquelles les monuments mégalithiques et leurs grandes agglomérations au moins, sinon le culte druidique, doivent être attribués. M. H. Martin est d'accord avec M. A. Bertrand sur la succession de ces trois phases de la civilisation gauloise. Il prétend, toutefois, que les Celtes de la phase intermédiaire auraient été des tribus bretonnes sacerdotales qui, après avoir organisé le druidisme dans l'île d'Albion, l'auraient ensuite importé en Gaule. Quant aux Celtes primitifs, ils auraient possédé une civilisation et des connaissances profondes et comparables à celles des Egyptiens et des Assyriens, comme l'attestent les monuments grandioses et mystérieux dont ils ont couvert le Nord et l'Occident de l'Europe ([1]).

Le Dr Broca, se fondant surtout sur la crâniologie comparée et les caractères physiques plus tranchés et plus spécifiques chez les races primitives, affirme que les deux groupes de peuples gaulois désignés par Jules César sous les noms de Celtes et de Belges, appartenaient à des races différentes. Il prétend retrouver encore aujourd'hui les caractères anthropologiques de ces deux races, plus ou moins purs, plus ou moins mo-

---

([1]) Faut-il, par exemple, rapporter à cette race celtique de migration anté-historique plutôt qu'à toute autre race ; faut-il attribuer à l'époque des habitations lacustres de l'âge de pierre, plutôt qu'à l'époque du renne, ces squelettes humains et ces crânes à type absolument brachycéphale, orthognathe, remarquables par la saillie considérable des arcades sourcilières, le grand développement de la crête occipitale et la tubérosité qui sépare les deux côtés de cette crête ; squelettes et crânes que j'ai eu le premier, comme naturaliste, l'occasion d'observer, avant 1865, dans les cavernes de Beptenaz, près Crémieu, creusées, comme celle de la Balme, à l'extrémité nord du même canton, dans les escarpements des collines et plateaux calcaires de la formation oolithique inférieure, à près de 40 mètres au-dessus du niveau actuel de la vallée ?

Enfin, ce type de crâne, essentiellement allobroge ou savoyard, « qu'on regarde aujourd'hui comme une expression de l'ancien type celtique, plus parfaite encore que le type auvergnat ou le type bas-breton » (Dr Topinard) ; ce type que j'ai rencontré à Beptenaz, mélangé à ceux du renne qui y prédominent, du bos primigenius, du bos priscus, du cerf, du cheval, du sanglier, du cochon, du chat (ces espèces, domesticables, sinon domestiques dès cette époque, sont à noter), peut-il être considéré comme le représentant de la première famille humaine qui ait foulé le sol, plus ou moins récemment émergé, de notre région dauphinoise ?

difiés par des croisements multiples, dans les régions respectives qu'elles occupaient à l'époque de la conquête romaine. La race des Celtes, ou Gaëls d'Am. Thierry, la première occupante de la Gaule centrale et septentrionale, avait la taille moyenne, les cheveux et les yeux de couleur plus ou moins foncée et le crâne brachycéphale. La race des Belges ou *kymrique* des modernes avait la taille élevée, les cheveux et les yeux de couleur claire, et le crâne dolichocéphale ou sous-dolichocéphale.

Avant même que le triple courant celtique, venu par les rivages septentrionaux et les grands bassins fluviatiles de l'Europe centrale, de la commune source asiatique, nous soit signalé par l'histoire, la population de l'ancienne Gaule qu'on peut suivre le plus loin dans l'obscurité des vieux âges, est celle des Ibères, amenés par un autre courant asiatique à travers l'Arabie, l'Egypte, l'Afrique septentrionale, peut-être l'hypothétique Atlantide, jusqu'en Espagne, d'où ils refluèrent en franchissant les Pyrénées, le long de nos rivages méditerranéens. Associés et mêlés d'abord aux Ligures, qui, venus d'un autre côté, avaient peuplé de proche en proche le même littoral ; en contact, plus tard, avec les peuplades celtiques, qui s'étaient répandues jusque sur les rives de la Garonne et du Rhône, ils trafiquèrent bientôt avec les navigateurs phéniciens, grecs, phocéens, qui les considéraient comme *aborigènes* ou enfants du sol même où ils les trouvèrent établis en société.

En suivant les rivages et les îles de l'océan atlantique, ils se seraient avancés jusqu'aux extrémités de la Grande-Bretagne, où, sous le nom de Gallois, ils auraient formé, suivant M. W. Boyd Dawkins, la population primitive, dès l'époque néolithique ou le dernier âge de la pierre polie,

On sait que ces Ibères, plus tard désignés par les

noms de Basques, de Gascons, ont gardé depuis des siècles la plupart de leurs caractères de race, de tempérament, de constitution physique, leur esprit national, leur physionomie à part, et jusqu'à leur langue euskarienne primitive, le vieil *escualdunac*, dans une étroite zone des Pyrénées hispano-françaises.

Tels sont, en résumé, les éléments ethnogéniques divers et primordiaux dont le mélange, la fusion par le contact amical ou violent, les relations commerciales, les croisements par des unions sans cesse perpétuées, ont dû produire la race complexe et vivace, semblable à un tronc vigoureux aux mille racines, qui s'appela la nation gauloise, avant que d'innombrables apports nouveaux, des transfusions de sang de mille générations diverses en fissent naître le peuple français.

Il me reste à essayer de restituer aussi exactement qu'il me sera possible actuellement, à l'aide de toutes les données historiques et scientifiques, et sans négliger les débris préhistoriques qu'on découvre tous les jours dans des contrées primitivement habitées par des races sœurs de la nôtre, la physionomie et les traits caractérisques des vieux Celtes-Gaulois, depuis leur apparition dans l'histoire (1600 ans environ avant J.-C.) jusqu'aux conquêtes des Romains dans la Gaule, ou plutôt jusqu'à leur dernière défaite par Jules-César (50 ans avant J.-C.).

Les Gaulois, décrits par les historiens et figurés par les artistes grecs et romains, présentaient en général le type *Arya*, dans toute la pureté de sa *variété celtique*, caractérisée par un teint blanc ou clair, des cheveux blonds plus ou moins ardents ou foncés, lisses et soyeux; des yeux bleus, gris, ou de teinte d'aigue-marine. Ils étaient de haute et belle prestance, ils avaient la tête d'un dessin régulier, fièrement portée par un col élevé; la face d'un ovale parfait, le crâne variant suivant l'origine ou les croisements plus ou moins récents et permanents entre les races et tribus sœurs de la grande famille celtique, allant de la forme *brachycéphale*, ci-dessus décrite, comme représentée par le type allobroge, l'auvergnat et le bas-breton, jusqu'aux formes *sous-dolichocéphales* et *dolichocéphales* des Kymris-Belges, etc.; les oreilles bien lobulées et bien ourlées, le front large et développé, le nez droit, presque sans dépression à sa racine, les lèvres fines, la bouche petite et bien fendue, tous les traits du visage pleins d'élégance et de distinction.

Leur taille était svelte, dégagée, sans incurvation rachidienne bien prononcée; leur stature, en général, au-dessus de la moyenne, plus élevée toutefois chez les Kymris que chez les Galls; leur poitrine et leurs épaules larges; leur système pileux abondant; leur maintien noble, leurs mouvements aisés, leur démarche majestueuse, grâce à l'heureux agencement des os et des muscles. Ceux-ci étaient fermes, résistants, bien proportionnés; ils ne formaient ni creux ni saillies exagérés, et s'inséraient avec autant de justesse que de solidité sur les os qu'ils devaient mouvoir.

En eux prédominait généralement un tempérament sanguin-nerveux, une constitution solide, une santé mise à toute épreuve par la vie aventureuse et sans cesse accidentée des peuples chasseurs ou pasteurs primitifs, dans leur lutte inquiète pour l'existence, en concurrence avec mille ennemis. Ils ne présentaient que peu d'infirmités diathésiques, telles que la myopie, la carie dentaire ; ils avaient l'habitude, conservée par les races encore sauvages, de se tatouer le corps de figures variées, soit en bleu, à l'aide du pastel, soit en jaune ou en rouge, probablement à l'aide de matières colorantes ocracées, dont on a retrouvé des traces sur des pierres destinées à les broyer.

« Les Gaulois affectaient, comme plus viril, un son de voix fort et rude, auquel prêtaient d'ailleurs leurs idiomes très-gutturaux. Ils conversaient peu, par phrases brèves et coupées, que l'emploi continuel de métaphores et d'hyperboles de convention rendait obscures et presque inintelligibles pour les étrangers. » (Amédée Thierry.)

Les femmes de la Gaule étaient généralement très-blanches, d'une taille élégante et élevée, d'une grâce un peu farouche; leur beauté était célèbre, et leur chasteté, proverbiale, chez les anciens.

Au reste, chez quelques nations de la Gaule-Belgique, où le Rhin était l'objet d'un culte superstitieux, il y avait une coutume bizarre, par laquelle le père mettait à l'épreuve la fidélité conjugale, en exposant son enfant nouveau-né sur une planche qu'il livrait au courant du fleuve, pour savoir s'il surnagerait ou non; et la vie de l'enfant dépendait ainsi du hasard, et servait d'enjeu barbare à la bonne réputation, parfois à la vie même de sa mère.

Car, dans les temps primitifs, nulle vie de famille n'existait chez les nations gauloises; les femmes y étaient tenues dans cet asservissement et cette nullité qui dénotent un état social très-imparfait. Le mari avait droit de vie et de mort sur la femme comme sur les enfants. Nulle loi civile ou religieuse n'assurait donc, contre le caprice ou la jalousie du père et de l'époux, la frêle existence de l'enfant à naître ou qui venait au monde, et la conservation de l'épouse fidèle et de la mère féconde et dévouée aux fruits de ses entrailles.

La polygamie était une coutume généralement en usage chez les riches Gaulois, qui entretenaient dans leurs *harems*, comme les peuples orientaux, un certain nombre de femmes. Aussi « les anciens, soit à tort, soit à raison, les accusaient d'un vice honteux que produit trop souvent, dans cet état de société, la grossièreté des mœurs unie à la séquestration des femmes. » (Amédée Thierry.)

Les deux cultes religieux qui se partageaient la Gaule primitive, le polythéisme naturaliste des Celtes, et le druidisme panthéiste des Kymris, aussi bien que les lois nationales, faisaient de la femme un être impur, inférieur, l'esclave de l'homme, devant travailler sans relâche pour son mari, tant qu'il vivait, et, après sa mort, se tuer elle-même sur son tombeau; ou, sur le moindre soupçon d'attentat aux jours du défunt, parfois même, en dehors de tout prétexte, être sacrifiée, comme femme favorite, et expirer dans les supplices et dans les flammes pour aller le servir dans l'autre monde.

Ces deux corps de symboles, ou systèmes d'idées superstitieuses, si l'on peut les nommer ainsi, ces deux religions furent successivement importées en Gaule par les deux familles envahissantes des Galls et des Kymris, et s'en partagèrent les âmes et le sol, jusqu'à la conquête romaine : l'une, toute sensible, dérivant de l'adoration des phénomènes naturels déifiés, et par ses formes, ainsi que par son développement et ses transformations, rappelant le polythéisme de la Grèce; l'autre, fondée par les *druides* sur un panthéisme matériel, métaphysique, sombre, sacerdotale, présentant, avec les religions, les mystères et la magie de l'Orient, la plus étonnante conformité.

Je n'insisterai point sur la *mythologie* ni sur le *naturisme* ou le *fétichisme* des Gaulois en ce qui regarde la médecine, quoique je ne puisse me dispenser de signaler en passant les divinités tutélaires ou hostiles dont ils imaginaient et invoquaient l'intervention ou conjuraient la colère dans la maladie et dans la santé ou dans les calamités nationales. Comme toutes les nations primitives chez lesquelles l'idée de la médecine n'allait jamais sans l'idée d'êtres surnaturels propices ou funestes, ils eurent leurs grands dieux de la médecine : Bel, Belen, Abellio, personnification du soleil ou de l'Apollon grec, divinité bienfaisante qui faisait croître les plantes salutaires et présidait à l'art médical ; Heus, Hésus, Teutatès-le-Puissant, le chef divinisé des envahisseurs Kymris, le fondateur du druidisme, qui présidait à la cérémonie nationale annuelle de la cueillette du gui de chêne, la panacée de la médecine druidique.

Au-dessous de ces divinités suprêmes, il y avait plusieurs ordres hiérarchiques de demi-dieux nationaux, de *déités indigètes* ou locales, d'*esprits* révérés et redoutés suivant les régions et les circonstances où ils étaient censés exercer leur influence et leur action spéciale ; de *décsses-mères* qui présidaient à certaines fonctions ou à des actes notables de la vie, d'autres qui présidaient à des lieux d'assemblée ou de pèlerinages, aux nombreuses sources thermales et minérales de la Gaule, déjà connues et fréquentées, et dont les vertus salutaires, fécondantes, curatives, sont encore appréciées et recherchées autant qu'il y a vingt siècles et plus.

Ces deux croyances religieuses avaient également multiplié, si elles ne les avaient institués en Gaule, les sacrifices humains des prisonniers de guerre, de brigands, de voleurs, de criminels, dévoués aux divinités celtiques, ou même d'innocents pris au hasard, pour conjurer les périls nationaux ou expier des fautes générales, d'enfants et de vierges dont la pureté entière devait apaiser la colère du ciel, sauver les jours d'une famille, d'un coupable condamné à périr, ou d'un opulent malade.

Les historiens grecs et romains ont presque tous parlé de ces horribles sacrifices dont les forêts druidiques de chênes séculaires, ou les monuments mégalithiques de *pierres levées* des landes armoricaines paraissent avoir été les témoins, et dont plusieurs, noircis par la fumée, semblent porter encore aujourd'hui la trace. Le passage écrit par Jules César sur ce sujet, qui touche par un point curieux à cette étude, mérite d'être reproduit textuellement, bien qu'on ne doive pas, en général, s'en rapporter à ses appréciations sur les matières religieuses, indifférent qu'il était pour tout ce qui regarde les croyances religieuses, comme tout ambitieux et sceptique Romain de son temps :

« Toute la nation des Gaulois est presque entièrement plongée dans les superstitions, et par ce motif, ceux qui sont affectés de maladies graves, ceux qui vivent dans les combats et les dangers, ou immolent des hommes pour victimes ou font vœu d'en immoler, et ils se servent, pour ces sacrifices, du ministère des druides; ils pensent, en effet, que la volonté des dieux immortels ne peut être fléchie que si l'on donne existence d'homme pour existence d'homme, et ils ont des sacrifices de même genre institués en vue de l'intérêt public (1). »

Ne nous arrêtons pas un instant à l'horrible pensée, par malheur nullement invraisemblable, que nos premiers ancêtres dans la patrie gauloise, aient pu pousser la sauvagerie et les appétits féroces des cannibales de tous les temps et de tous les lieux, jusqu'à l'*anthropophagie*, jusqu'à se repaître des chairs palpitantes et saignantes de leurs prisonniers de guerre ou de leurs captifs, réservés et même engraissés pour d'abominables festins.

Pourtant, il faut bien, avec nos anthropologistes et ethnographes contemporains, nous habituer, sans trop frémir, à l'idée que « *l'anthropophagie indique chez les peuples primitifs une culture relative.* » Telle est, en effet, l'opinion formelle, disons plutôt, la thèse positiviste et positive que M. Girard (de Rialle) a soutenue après M. Carl Vogt, et prétendu établir sur de nombreuses preuves tirées de l'étude de l'anthropophagie

(1) Jules César : *Commentaires sur la guerre des Gaules*, liv. VI, ch. 16. — Strabon : *Géographie*, liv. IV, § 5.

moderne, et qu'il est logique de rapporter par analogie à l'anthropophagie des temps et des peuples primitifs, puisqu'il cite l'exemple des Scots anthropophages du temps de St Jérôme.

C'est devant le congrès pour l'avancement des sciences, tenu à Lille, en 1874, que M. Girard a développé cette théorie d'ethnographie comparée, dont je me borne à analyser les conclusions:

« La nécessité de se nourrir, la disette d'aliments faciles à se procurer, le besoin de consommer de la chair d'êtres vivants, tels ne sont point les seuls ni même les principaux mobiles du cannibalisme, mais bien le sentiment de la vengeance et l'instinct de la gourmandise, parce que la chair humaine est, paraît-il, excellente au goût. De plus, il est une croyance superstitieuse très-répandue en tout temps (et, pour citer un exemple moderne, dans la Chine, où naguère elle réglait l'alimentation hygiénique des soldats qui devaient se nourrir de viandes d'animaux féroces et vigoureux pour en acquérir la force et le courage) ; cette croyance, c'est qu'en mangeant un être sain et vigoureux, on s'assimile les qualités de cet être; qu'en mangeant un organe sain et bien conformé, on augmente d'autant chez soi, ou l'on rétablit la puissance et les fonctions de ce même organe.

Cette croyance aurait donc déterminé et entretenu l'anthropophagie partout où elle a existé et subsiste encore. On voit ensuite cette coutume devenir partie intégrante d'une religion, et, par le côté d'une hygiène absurde, d'une médecine sauvage, rien n'étant meilleur que la chair humaine et que les prémices de l'enfance et de la jeunesse, naturellement cette chair et ces prémices devenaient les offrandes les plus précieuses à sacrifier aux dieux. De là, M. Girard conclut avec M. Vogt:

« L'anthropophagie est un des usages qui forment un passage général et par conséquent nécessaire de tout développement de la civilisation humaine, et les tribus adonnées au cannibalisme sont en général plus avancées dans l'agriculture, les arts, la législation, que les tribus voisines qui repoussent ces horreurs. »

J'ai dû aller jusqu'au bout de cette analyse, mais j'estime que tout commentaire serait superflu.

Détournons nos regards de tant d'horreurs qui, hâtons-nous de le dire, par l'adoucissement des mœurs et le développement social, intellectuel, industriel et politique d'une race admirablement douée, sur un sol merveilleusement fécond, n'étaient heureusement plus qu'un souvenir lointain à l'époque de la conquête de la Gaule par Jules César.

Ainsi, dès le milieu du premier siècle avant J.-C., la condition des femmes avait déjà reçu des améliorations notables; la communauté des biens était admise entre époux. Les nombreuses communications commerciales par mer et par terre, le contact fréquent des trafiquants phocéens de Marseille, des voyageurs, des soldats et des administrateurs de la province romaine avaient éveillé chez les Gaulois des instincts, des aptitudes, des sentiments qui ne demandaient que des maîtres pour éclater.

Les femmes liguriennes, les premières, s'étaient ressenties du voisinage de la Colonie phocéenne; elles étaient d'ailleurs depuis des siècles les *compagnes* et non les *esclaves* de leurs époux, qu'elles choisissaient à leur gré, et si elles partageaient leurs rudes travaux agricoles et industriels, elles y acquéraient une telle force d'âme avec une telle santé corporelle, qu'une d'entre elles, surprise, au milieu des champs où elle travaillait avec ses compagnes, par les douleurs de l'enfantement, s'écarta d'elles quelques instants seulement, et revint bientôt, après s'être délivrée elle-même et avoir lavé son enfant nouveau-né dans une eau courante, à la façon de toutes les nations barbares, reprendre sa tâche à peine interrompue. Quel plus bel éloge à faire de l'hygiène rustique des femmes ligures, qui poussaient la tempérance en pleine région des premiers vignobles de la Gaule jusqu'à s'abstenir absolument de ces vins muscats et liquoreux que produisait déjà la luxuriante province romaine?

Les enfants restaient, jusqu'à leur puberté, sous la tutelle des mères, à qui étaient confiés leur première éducation et le soin d'en faire des hommes sains et robustes; un père eût rougi de laisser son fils paraître publiquement en sa présence avant que ce fils pût manier une épée et figurer sur la liste des guerriers. Heureuse coutume, au fond, qui devait, mieux que l'éducation publique des enfants spartiates, habituer les enfants à cette affection filiale pour une mère, à ce respect courtois pour la femme, d'où le Christianisme n'eut aucune peine à former l'esprit de famille et les mœurs chevaleresques de la vieille France!

D'ailleurs, malgré bien des causes de dépeuplement signalées plus haut, et quoiqu'il ne nous reste aucun exemple de dénombrement fixe ni de point de repère pour juger l'accroissement progressif de la population des Gaules avant notre ère, il faut bien que cette race gauloise ait été miraculeusement féconde, pour que, à tant de reprises différentes depuis environ l'an 1580 avant J.-C., le sol que nous foulons ait été surchargé d'une population si nombreuse et si dense dans ses portions habitées, que tant d'essaims d'émigrants aient dû s'expatrier pour chercher des habitations et la fortune par les armes à travers tout le monde connu, jusqu'à son premier berceau. Aimerait-on mieux attribuer ces émigrations multipliées à cet esprit d'inquiétude et à ce besoin turbulent de mouvement qui ont agité, durant plus de trente siècles, et transporté à d'immenses distances les peuples d'origine scythique, cette pépinière toujours en réserve de nations jeunes, destinées à transfuser du sang nouveau dans les veines appauvries des civilisations décrépites?

Quoi qu'il en soit de ces deux hypothèses, les seules admissibles, l'opinion la plus scientifique sur cette question est que, vers l'an 58 avant J.-C., lorsque César apparut dans la Gaule pour en faire la conquête, elle contenait et nourrissait de 16 à 17 millions d'habitants [1].

Si l'on admet que ces évaluations sont soutenables et suffisamment justifiées par la lecture des historiens originaux, qui prouve que la Gaule était extraordinairement peuplée à l'époque précitée ; si l'on considère, d'autre part, que, suivant le témoignage des mêmes historiens, cette population s'accrut encore sous la domination romaine, et que cependant la très grande partie du territoire actuel de la France était loin d'être défrichée, déboisée, habitée et cultivée, on ne pourra se défendre d'un sentiment de patriotique tristesse, sinon d'un stérile découragement, en songeant qu'après vingt siècles bientôt de civilisation et de progrès indéniables sous tous les rapports, sur une étendue au moins triple et quadruple de sol utilisé et fertilisé, la France de 1878 n'ait guère fait que doubler la population de la Gaule indépendante et barbare. C'est encore un de ces faits pleins d'une muette éloquence, un de ces retours instructifs du présent sur le passé, qui sont bien faits pour modérer notre orgueil national.

Comment donc ces Gaulois, qui ne redoutaient que la chute du ciel, qui se riaient de la mort, la prodiguaient sans horreur et l'affrontaient sans sourciller sous toutes ses formes, savaient-ils garantir leur existence et celle de leurs familles des mille périls auxquels les unes et les autres étaient sans cesse exposées? Quel

---

[1] Dureau de la Malle, de l'Académie des Inscr. et Belles-Lettres : *Mémoire présenté en 1836 à l'Académie des Sciences morales et politiques*. (V. Comptes-rendus de cette Académie, etc.)

était leur savoir médical réel? Quelles étaient leurs institutions médicales positives, leurs ressources empiriques en hygiène et en thérapeutique?

La science et l'exercice de la médecine étaient, chez les Gaulois, — comme nous l'avons observé partout, — l'apanage et le privilége des deux premières classes hiérarchiques du corps sacerdotal et politique des *Druides* ou *Saronides, hommes des chênes,* ainsi nommés à cause de la vie solitaire qu'ils menaient dans de vieilles forêts de chênes, consacrées au culte des dieux.

« Les *Druides* proprement dits formaient la classe supérieure et savante de l'ordre; car l'étude des hautes sciences religieuses et civiles, de la théologie, de la morale, de la législation, de l'hygiène et de la médecine pratique ou de ce qui en tenait lieu, leur était dévolue exclusivement. *L'éducation publique formait aussi une partie de leurs attributions, et n'en était pas la moins importante.* » Ils n'écrivaient rien de leur histoire, ni de leur enseignement, tout verbal et rédigé en vers, pour qu'il se gravât mieux dans la mémoire; et quand l'usage des caractères grecs fut devenu commun dans les Gaules, par suite des relations commerciales avec les voyageurs massaliotes ou autres, ils ne permirent pas aux profanes de rien écrire de ce qu'ils enseignaient à leurs adeptes.

« Ces deux croyances combinées de la *métempsychose* et *d'une vie future* formaient la base du système philosophique et religieux des Druides; mais leur science ne se bornait pas là. Ils prétendaient connaître la nature des choses, l'essence et la puissance des dieux, ainsi que leur mode d'action sur le monde, la grandeur de l'univers, celle de la terre, la forme et les mouvements des astres, les vertus des plantes et des remèdes, les effets des poisons, les forces occultes qui changent l'ordre naturel et dévoilent l'avenir; en un mot, ils étaient *métaphysiciens, physiciens, astronomes, médecins, sorciers et devins.* »

Les *Ovates*, *Vates*, *Eubages* ou plutôt *Eubates*, druides de seconde classe, étaient chargés de la partie extérieure et matérielle du culte et de la célébration des sacrifices. En cette qualité, ils étudiaient spécialement *les sciences naturelles appliquées à la religion* : l'astronomie et l'astrologie, la divination par les oiseaux et par les entrailles des victimes, *la médecine*; en un mot, ce que les Grecs entendaient sous le nom *de physiologie*. Ils vivaient dans la société, dont ils dirigeaient en grande partie les mouvements, lui imposant, en toutes circonstances, la volonté du corps puissant dont ils étaient les interprètes ; aucune cérémonie publique ou privée, aucun acte civil, religieux ou médical ne pouvait s'accomplir sans leur ministère.

Des magiciennes et des prophétesses étaient affiliées, sous le nom de *druidesses*, de *fées* ou *sagas*, à l'ordre des Druides, mais sans partager ni les prérogatives ni le rang élevé du sacerdoce : elles servaient d'instruments charmants et redoutés aux volontés des prêtres ; elles rendaient des oracles aux malades, présidaient à certains sacrifices et accomplissaient des rites mystérieux d'où les hommes étaient sévèrement exclus. Leur institut leur imposait, par les prescriptions les plus contradictoires, tantôt la violation des lois de la pudeur, tantôt la violation des lois de la nature : ici, la prêtresse ne pouvait dévoiler l'avenir ou l'issue d'une maladie qu'à l'homme qui l'avait profanée ; là, elle se vouait à une virginité perpétuelle ; ailleurs, quoique mariée, elle était astreinte à de longs célibats....

La médecine des Druides était fondée presque uniquement sur la *magie*, quoique les herbes ou les simples et les substances qu'ils employaient comme remèdes ne fussent point dénués de toute propriété naturelle. Mais leur recherche et leur préparation devaient être accompagnées d'un cérémonial bizarre et de formules mystérieuses d'où elles étaient censées tirer, au moins en grande partie, leurs vertus salutaires.

Tels étaient les rits suivant lesquels il fallait cueillir le *Samole* (*Samolus Valerandi*, des Primulacées), qu'on jetait dans les abreuvoirs des animaux comme un préservatif contre leurs maladies ; le *Sélage* (*Selago*) [1], qui était employé comme purgatif, et la Verveine (*Verbena*, des Verbénacées), cette herbe dont se couronnaient les pythonisses antiques, que les magiciennes brûlaient avec de l'encens dans les opérations de leurs enchantements, qui servait aux cérémonies lustrales, que les hérauts d'armes faisaient porter devant eux par le *verbénaire* en allant déclarer la guerre, et que les druidesses préconisaient comme un remède souverain contre les maux de tête.

Mais, de tous les spécifiques de la médecine druidique, aucun d'eux ne pouvait être mis en parallèle avec le fameux *gui de chêne* (*Viscum album*, des Loranthacées); il réunissait à lui seul plus de vertus que tous les autres ensemble, et son nom exprimait l'étendue de son efficacité : les Druides appelaient leur *plante sacrée* d'un mot qui signifiait *guérit-tout*. C'était, aux yeux des Gau-

---

(1) Une interprétation originale et pénétrante des concordances des traditions bibliques avec les doctrines et les cérémonies de la religion druidique ont inspiré à un érudit jurisconsulte du XVIIe siècle, Sébastien Roulliard, de Melun, avocat au Parlement de Paris, un livre des plus curieux, sous ce titre allégorique : *Parthénie* ou *Histoire de la très auguste et très dévote Eglise de Chartres, dédiée par les vieux Druides en l'honneur de la Vierge qui enfanterait* (*Virgini parituræ*). Je me contenterai de donner le seul exemple suivant de sa façon d'expliquer tout le culte druidique par un symbolisme chrétien qui se rapporte à la naissance du Messie enfanté par la Vierge Marie, aux mystères de la Rédemption et de l'Eucharistie, etc.: « L'herbe *Sélage* ou *Sévine* était pour eux (les Druides), dit-il, le vrai type de la Vierge Marie, et en la cueillant, ils transposaient leur bras droit sur le gauche, ce qui était le *signe de la Croix*..... Le Sélage était la vraie herbe de la Vierge. » (P. 50-60.)

lois, un remède universel ; spécialement, il passait pour un antidote de tous les poisons, et la boisson d'infusion de gui de chêne guérissait la stérilité. Tout porte à croire que les Druides faisaient commerce de cette panacée, dont la vente devait produire à leur ordre une source inépuisable de revenus.

Ils fabriquaient aussi des *talismans* dont la vertu garantissait de tous les accidents et maux de la vie ; tels étaient les *chapelets d'ambre* que les guerriers portaient avec eux dans les batailles pour éloigner la mort, et qu'on retrouve souvent enfouis à leur côté dans les tombeaux. Mais aucun de ces préservatifs ne pouvait soutenir la comparaison avec une sorte d'*échinite fossile* ou d'*oursin de mer pétrifié*, qui était connu sous le nom d'*œuf de serpent*.

De même, lorsque, par l'adoucissement des mœurs, les immolations humaines de condamnés aux sacrifices privés et publics devinrent très rares, ils firent payer chèrement aux riches malades le privilége de pareilles victimes rédemptrices. Pour la foule, qui n'y pouvait prétendre, des dons votifs les remplacèrent, et d'immenses richesses en lingots, en monnaies, en bijoux d'or et d'argent, en vases précieux, en butin conquis sur l'ennemi, s'accumulèrent dans les sanctuaires sombres, aux branches des chênes, près des sources thermales et salutaires, et dans les lacs sacrés de la Gaule. Elles y restaient en sûreté quoiqu'exposées à la vue et sous la main de tous, tant un Gaulois eût craint de porter une main sacrilége sur cette propriété des dieux !

Au milieu de cet empirisme et de ce mysticisme médical qui pourraient faire sourire la science positiviste d'aujourd'hui, s'il ne nous était facile d'en démontrer les errements continués à travers les siècles par des exemples contemporains, il est à remarquer — et c'est par là que je vais finir — que les Gaulois ne furent, pas plus que les autres peuples anciens, sans avoir leurs médecins spécialistes, j'allais presque ajouter leurs spécialistes brevetés et se faisant en quelque sorte une réclame de notoriété et une garantie contre tous contrefacteurs, par l'apposition sur leurs médicaments respectifs de cachets particuliers et exclusifs. Il s'agit précisément d'une spécialité des plus à la mode et des plus lucralives encore aujourd'hui, et pour laquelle les clients devaient abonder dans les régions humides, marécageuses et brumeuses de la vieille Gaule, probablement trop féconde en causes d'ophtalmies et d'affections oculaires.

La découverte à Reims d'un *cachet d'oculiste* gaulois, destiné à s'imprimer sur la pâte encore tendre de collyres qui se débitaient en bâtonnets de substances solubles; l'étude de ces pierres sigillaires connues, au nombre de 129, en 1872, dans les collections, ont été pour M. Ch. Robert le point de départ d'une dissertation savante devant l'Académie des Inscriptions et Belles-Lettres, à laquelle il adressait, en février 1876, les conclusions suivantes : « Les localités de la Gaule et de la Bretagne anciennes qui ont fourni des cachets d'oculistes connus jusqu'à ce jour, se rattachent aux centres celtiques, et l'on est en droit de faire remonter aux hommes de notre race l'usage de timbrer les collyres solides, usage auquel se conformèrent, sous l'Empire, les oculistes grecs ou romains, lorsqu'ils exerçaient leur art dans les provinces gauloises. »

TABLE DES ÉTUDES

FIN DE LA PREMIÈRE PARTIE.

www.ingramcontent.com/pod-product-compliance
Lightning Source LLC
LaVergne TN
LVHW020021170826
845678LV00001B/85

* 9 7 8 2 3 2 9 7 7 3 7 9 7 *